成功する歯科クリニック開業マニュアル

「医療」と「医業」の両立を実現させる方法

沢田 慎次郎

つた書房

はじめに

この本をお買い上げいただきありがとうございます。

本書は私が開業支援に携わる傍ら経験したことや今後必要そうな知識というものをまとめたいと思っていたところクライアントの方々で歯科診療所をやられている方々が快く協力していただき実現した企画となります。

構成としましては、著者が体験した情報がメイン、ではなく、開業歯科医師の方々が体験し情報をヒアリングして私がまとめたものになります。

そして、読者層の基本的な想定としては歯科診療所をこれから開業しようと考えている歯科医師の方を念頭に書かれております。その方々には何かしらお役に立つ話があると確信しています。

本書を読了することによって開業に必要な基本的な考え方、つまり経営に対する考え方お金に対する考え方、人材に対する考え方を理解することができます。あとは実践あるのみです。

本書をきっかけに読者の方がより良いクリニック開業を達成し、地域の皆様に愛される存在になられたならば私にとって最大の喜びです。

ご協力いただいた皆様本当にありがとうございました。特に医療法人おひさま歯科・小児歯科様には寄稿してくださる等、多大なるご協力をいただきました。

最後に本書をプロデュースしてくださった山田様に感謝いたします。ありがとうございました

CHAPTER 01

開業するだけではうまくはいかない

CHAPTER 02

開業を成功させる「開業戦略」の立案

CHAPTER 03

開業を成功させる「理念づくり」と「事業計画」

CHAPTER 04

開業を成功させる「財務戦略」

CHAPTER 05

開業を成功させる「マーケティング」

CHAPTER 06

開業を成功させる「採用」

CHAPTER

1

開業するだけでは うまくはいかない

SECTION

01

クリニックは開業しただけでは成功はしない

開業するだけではうまくいかない

クリニックは開業するだけではうまくはいきません。ひと昔前とは異なり、開業してそれなりに成功するためには、開業戦略の立案が必須の時代になりました。

なのでここで筆者があえてあなたに問いかけたいのは、「開業したいと思った動機は何か」です。

もしもその動機が「ある程度は勤務医として経験も積んでいるし、学生時代の先輩や友人、周囲の仲間たちも開業しているから」というのであるなら、いまあなたがクリニック開業に向けてやっている諸々の動きは、ここで一旦ストップしてください。

実に驚くのが〝開業さえすればうまくいく〟と思っている人が、意外に多くいることです。

しかし、ただ漠然と「歯科医になったのだし、せめて30代から40歳になるまでには独立してクリニックを開業しよう」というだけではうまくはいきません。開業にこぎつけたとしても、その後に自分が困るだけです。

開業して成功したいのであれば、まずは1年でいいので、今いる勤務先に在籍したまま、勤務外の時間を使って、自身のクリニックの開業とその後の経営について勉強することをお勧めします。

お分かりのように、国内では少子高齢化が進み、この先も人口はどんどんと減少していくばかりです。それが歯科業界にも当然影響していて、近隣の歯科クリニック同士でも患者の争奪戦がくりひろげられています。このような状況下ですから、歯科クリニックを開業して成功するには、開業までの準備と開業を成功させるポイントを抑えることが非常に大切です。医療という一定のルールのもとで自分の理想とするクリニックを作り、他のクリニックとの差別化を図っていかなければ生き残れません。

好立地でも敏腕でもうまくいかない

今、国内では、歯科医師が溢れています。厚生労働省の出している「都道府県別に見た医療施設に従事する人口10万対歯科医数（令和2年12月31日）」のデータによると、現在、人口10万人に対し歯科医は全国平均82・5人。ダントツで歯科医が多いのが東京都で10万人に対し120人弱。ついで徳島県、福岡県、岡山県、そこから横並びで新潟県、大阪府、広島県、長崎県となっています。

　このグラフからみると、必ずしも立地で差別化ができているとはいえない現状が読み取れます。例えば、都内の中心部や駅前などの好立地で開業したとしても、そもそも東京都の人口10万人に対して歯科医師が120人近いわけですから、どこもかしこも歯科クリニックだらけです。非常に多くあります。なので都内中心部で

都道府県別歯科医数

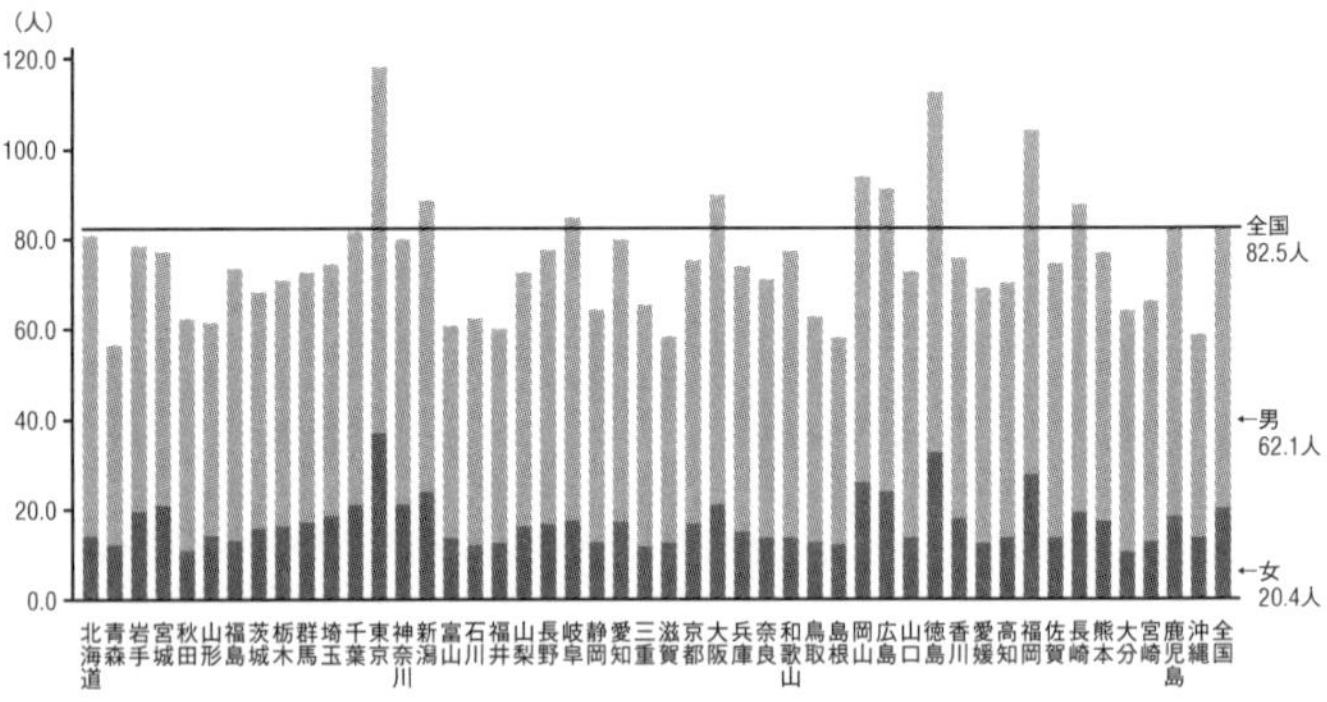

※資料「都道府県別に見た医療施設に従事する人口10万対歯科医数（令和2年12月31日）」のデータ

駅前のような好立地でも、差別化はできていないのが現況です。

そしてさらに残念なことにあなたの診療技術がどんなに敏腕であったとしても、患者にはそれを感じ取るだけの知識もありませんし、経験もありません。ですから、クリニックの差別化を技術で図ろうとしたところで、患者はあなたの腕がいいのか悪いのかもわからない。選びたくても選べないのです。

例えば、あるご婦人が、通院している歯科クリニックの医師について「Aクリニックの先生、素晴らしいのよ」と友人に話をしたとしましょう。でもそれは、Aクリニック在勤の歯科医の技術について言っているのか、その人のもつ人柄について言っているのか、どちらか定かではありません。つまり患者は専門家ではないので、技術の差は見抜けないし、わからないのです。

〝まんべんのない戦略〟でクリニック開業はうまくいく

ではクリニック開業で成功するには、何をしていけばいいのでしょうか。答えは、まんべんのない戦略を立てて、臨床の現場をひとつ、またひとつと着実に重ねていくことです。

差別化のできないこのような国内の歯科クリニック事情にあっては、そこに何かを特化したクリニック運営をしていくことに注力するよりも、集患のために広告掲載に力をいれたり、理想のクリニックづくりに欠かせない優良なスタッフの採用をしたりなど、当たり前のことをコツコツと継続的に取り組むことをお勧めしています。

また開業して経営を続けていくには、それなりの資金も必要です。開業前からきちんと財務戦略をプランニングし、開業時に最初の融資をひくことができたら、その金融機関とはコミュニケーションを継続し、その後のためにもお互いの良好な関係性を築くようにしておきましょう。

SECTION 02

開業で成功するために必要なこと

最重要事項は「開業戦略」を立てること

クリニックの開業を成功させるには、臨床に対する真摯な姿勢、経営に関する知識と考え方、資金が十分にあること、などさまざまに諸条件はありますが、そのなかでも最重要事項は「開業戦略」を立てることです。「開業戦略」をしっかりと組み立てることで、開業後の経営もうまくいきます。

本書では、クリニックの開業のための「開業戦略」をどのようにして立案していくのかを詳細に解説していきます。

医療クリニック運営の肝は「医療」と「医業」の両立

本書でこの先「開業戦略」の立案のやり方を語るうえで、「医療」と「医業」の言葉の違いを知っておいてほしいので、ここで伝えておきます。

「医療」は、医術で病気を治すという意味です。これは患者に治療をする行為そのものを指します。それに対して「医業」の本来の意味は、業として、医行為（医療行為）を行うことをいいますが、本書での医業とは、生業（生活手段として営んでいる仕事、生計を立てるために行っている労働活動等を意味する語）を含んだ意味で医業という言葉を使っています。ここにはクリニックの経営も入ります。

近年のクリニック運営では、この「医療」と「医業」の両立が〝肝〟です。ひと昔前のように国内にまだ医療が行き渡っていなかった時代では、歯科医は「医療」に専念するだけでクリニック運営は十分に機能し運営もできていました。要は、開業さえすれば成功できたのです。

しかし、すでに伝えてきたように、現在の歯科クリニックの状況は、医療診療科のなかでも過当競争な分野ですから、どうしたって「医業」にも力を入れざる得ない状況にあります。

当然、目の前の患者の診療に注力はしますが、さらにその上でクリニックの収益を増やす方法を考えたり、スタッフの採用や資金調達にも力をいれたりすることにも重心を置かなくてはなりません。そうなればどうしても自費診療や自費補綴の契約の勧め方など、クリニックの収入を上げるテクニックに走りがちです。

しかしお分かりのように、このような自費治療を提供するばかりでは、順調な経営など長くは続くわけがありません。もしもですが、必要としない人にそのような治療をするような傾向に走ってしまえば、患者からの信頼を損ねるだけです。大切なのは、いかに収入を上げていくかではなく、自分のクリニックの在り方をもとにして適切な治療をおこない、満足度を上げて構築する患者との関係性になります。長い目で見れば、明らかにこのほうがクリニックにとっても、通院してくる患者にとっても、メリットがある。

私どものような会計事務所では、このような状況下にある医療クリニックが「医業」と「医療」のバランスをうまくとれるようにサポートしています。

SECTION

03

経営理念を考える

医業を「理念経営」で考えてみる

何度もいうようですが、現代の歯科クリニック運営では「医療」と「医業」の両立が肝です。しかし現状、歯科医は「医療」についての深い知識を持ち、現場で診療する「医療」の専門家ではありますが、「医業」についてはほとんど学ぶ機会はありません。なので「医業」の専門家とはいえないのです。

本書では、当事務所のクライアントに医療クリニックを多く抱えているという経験と立場から、成功する歯科クリニック経営のための「医業」について伝えていきます。

まずは医業を「理念経営」で考えてみるところからお話していきましょう。

「理念経営」とは

歯科クリニックの「医業」を切り盛りしていくうえで「理念経営」という考え方があるのはご存知でしょうか。「理念経営」とは、あるべき理想を理念として描き、その理想を共有できる仲間とともに事業を行うことです。

理念があればそこに人は集まってきます。理念を共有できる人材が集まってくれば、その人たちとチームを組んでクリニックの運営をしていくことが可能です。

例えばですが、クリニックの理念として「患者に丁寧に説明する」と掲げているとします。スタッフを採用するときの面接では、この理念を応募者に伝えることになりますが、考えられる応募者の反応はおそらく2通りです。心の底から「それはいい理念ですね」と理念に共感してくれるケースと、表面上は共感しているように見えても内心では「患者に丁寧に説明するなんて面倒だ」と理念に共感してもらえていないケースです。

こちらとしては理念に共感できる応募者が採用できれば万々歳ですし、逆に共感できない応募者は、採用が決まる前の面接の時点で他の選択肢を選ぶ余地ができるので、お互いに利点があります。このように〝理念〟は、人材採用の基準になります。

ただし、これはあくまで〝理念〟に人が集まってくるという考え方で、院長個人に対して人材が集まってくるということではないので、それは覚えておいてください。

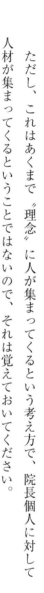

〝理念〟にかなったクリニック運営で収益をだす

この「理念経営」の根底にある考え方として紹介したいのが、「日本の資本主義の父」といわれる渋沢栄一の講演を1冊にまとめた『論語と算盤』です。ご存知の通り、論語は、中国春秋時代の思想家・孔子と弟子の会話を記したもので、人としての物事の考え方や道徳などについて述べています。「温故知新」などがそれです。一方の算盤は、商売のことを指しています。ライバルを出し抜き、駆け引きがおこなわれて利益を追求するのが、そもそもの商売というもの。渋沢栄一は『論語と算盤』で、この相反する算盤（利益）と論語（道徳）はかけ離れているように見えても、実はとても近しいもので、営利に偏ることなく、道義にかなった商売をしていくことを教えています。クリニック運営でいえば、理念にかなった運営をしていけば、利益はついてくるという考え方です。

繰り返しになりますが「理念経営」とは、あるべき理想を理念として描き、その理想を共有できる仲間とともに事業を行うことです。クリニックを運営する院長の理想を共有できるスタッフとともに、チーム一丸となって仕事をすることができれば、結果的に利益もついてきます。

クリニック開業からしばらくして収益が安定し、ある程度、経営が軌道に乗ってきたら、次はスタッフと共にここをアップデートしていきましょう。勤務期間の経過と共に、スタッフたちにもそれぞれの理想のクリニック像が育ってきているはずです。そこでスタッフみんなで考えてアップデートしていけば、「院長の理想のクリニック」から「スタッフ全員で作り上げる理想のクリニック」へと転換します。

「理念経営」は、経営理念を重視する経営手法です。「理念経営」が徹底されている企業では、日常業務での優先順位がはっきりとしているため、従業員ごとの判断や行動にブレが少なくなります。なのでクリニック運営でもお勧めできる経営手法です。

SECTION

04 自分の理想のクリニックを知る

理想のクリニックを見える化する

では早速、理念経営のもとになる「あなたの理想のクリニック像」を見える形にしていきましょう。ノートに書きだしたり、絵や図を描いたり、どんな形でもいいので自分の描きやすい形式にして理想のクリニック像を表現してみてください。頭の中にあるものを何かしらの形でアウトプットすると、自分も客観的に見ることができますので気づきもありますし、自分以外の人にも理解をしてもらいやすいです。

理想のクリニック像を考えるときには、ソフト面に着目することも大切です。ソフト面とは「患者との良いコミュニケーションがとれる」「いつも綺麗なクリニックである」などになりますが、ぜひここに「クリニック経営が楽しくなる機材を使用する」も加えてください。高価なものでもテンションの上がる機材を選び、手の馴染みやヤル気をそそるものを選ぶのがよいと思います。また「こんな開業はしたくない」という定義も必要です。例えば「人が辞めていく職場」「お金のことしか考えていない職場」などのように、やりたくない開業のイメージをつくっておくと、理想により近づいている状態を確認する指標になります。反面教師は自分の中に非常に強くイメージできるのでお勧めです。

理想のクリニックを見える化できると、この理想こそが次に考える理念につながりますので、ここはしっかりと取り組んでください。

理想のクリニックを可視化するときにお勧めの文具

書き出すときの道具でお勧めしたいのは、ぺんてるの「Kumikae-Note」です。9マスの付箋を使ったアイデア発想のサポートをしてくれる文具です。真ん中の付箋に「理想の開業」と書いて、周囲の8つの付箋にアイデアを書いていきます。このノートを使う際は、あまり時間をかけず、せいぜい長くても5分くらいで記入していきます。書いたらその付箋を剥がして自分が普段使っているノートや手帳に貼り、似通ったもの同士を分類していくと自分の傾向や考えていることが可視化されます。そこからまた発想が広がっていくので面白いです。

SECTION 05

開業までのフロー

開業までのフロー

歯科クリニックの「開業戦略」の立案から開業までは、次のような展開で進めていきます。開業を思い立ってから、実際の開業までには1年以上の時間をかけて準備にあてるようにしてください。そのうちの半年は「開業戦略」の立案にあてます。

開業戦略の立案

⬇

建設地の選択と決定、融資相談と金融機関の決定

⬇

事業内容の策定

⬇ 物件の内装、機材選びと購入・搬入
⬇ 人材採用と配置
⬇ クリニック開業

本書では、歯科クリニックの「開業戦略」の立案についてを中心に伝えていきますが、この「開業戦略」の立案こそが、開業時の最重要課題です。立案は、クリニックの開業を決めた院長であるあなた自身でしか描くことはできません。もしも、これをどこかの業者やコンサルタントなどに任せてしまうと、あなたの開業するクリニックは、よくあるありきたりのクリニックとなってしまいます。この「開業戦略」の立案さえできれば、その後はある程度、人に任せられる箇所もでてきますので、まずは自分の手で取り組むようにしていきましょう。手順としてはここまで伝えてきたように、理想のクリニック像を書き出し、理念を決め、「開業戦略」を立案していきます。

「開業戦略」の立案ができたら、次はクリニックの建設地、もしくは入所する物件候補探しと融資の決定です。物件を探していく段階で、ある程度の事業の概要をもって、近くの金融機関に相談に行くとよいでしょう。内装を含めた大体の予算を把握し、業者からも見積もりも出てきますので、それを含めて融資の相談ができる段階に入ります。

そこから具体的に事業内容の計画を詰めて機材の選定と購入をし、物件の内装も完了。次は機材の搬入です。機材は十分に吟味して、事業内容にあった適切なものを購入していきましょう。

人材の採用活動は、開業の3ヶ月前くらいから始めて面接・採用を行い、開業1ヶ月前から勤務がはじまります。そしていよいよ開業です。

このスケジュールはあくまで標準的なものです。もしスケジュールをこなしていくスピードがこれ以上に速く進めば、融資が決定後から開業までの時間に余裕ができます。今後はさまざまな状況下の中で判断しなければならないことがありますので、実際に動き出す前に「開業戦略」を立案しておくことで、判断のブレをなくしていきましょう。

CHAPTER
2

開業を成功させる「開業戦略」の立案

SECTION 01

クリニックの開業に必要な「開業戦略」を自作する

「開業戦略」とは

患者からみれば、あなたは歯科医ですから臨床はできて当たり前です。しかし、これから開業するクリニックの歯科医が、どのような臨床技術を装備しているかは、知られているとしてもそれはごく一部の限られた人のみです。なので開業するにあたっては、こちらで提供できる技術を、必要としている人に確実に届けるためには、何らかの努力が必要になります。

理想とする立地が手に入り、納得のいく機材を揃えて、優秀な人材を採用できれば、それがすぐにできるようになると考える人もいるのかもしれませんが、そこにかかる費用の捻出や資金の調達、人材採用と育成、そしてチームづくり、集患のためのマーケティングなどはいったいどのようにやっていくのでしょうか。お分かりのようにこのような開業にあたる一切の業務は、あなたが歯科医になるために習得してきた医療技術とは全く異なる分野です。なので、しばらくは新しい知識の習得に時間をかけて、それにつながる具体的な行動をしていくことになります。「開業戦略」は、そのための具体的な戦略です。開業する前にしっかりと「開業戦略」を立案して、より確実で具体的なアクションを起こしていってください。

事業計画は自作する

本書では、開業時の事業計画は、自分で作ることを推奨しています。一般的には、クリニックを開業するということになれば、開業に関与する会計事務所が「事業計画書」を作ってくれます。この「事業計画書」は医業利益や目標値などの数字がメインに並ぶもので、融資をしてくれる銀行に提出するためのものです。

しかし本書でいう事業計画は、クリニック事業についての理想像を言語化してつくる計画でありプランです。この事業計画は、なんとか時間を確保してでも、自身で作るのが望ましいと考えています。仮に、もし事業について自分に理想像がなかったとしたら、とりあえず開業できてもそれ以降は、なんとなく惰性でクリニック経営をしていくことにもなりかねません。

開業するまでには、物件探しや融資のこと、建物の内装、機材選び、人材採用、広告宣伝など、繊細で大胆な決断をいくつもしていくことになります。しかし、これには相当なエネルギーが必要です。また、これら一切の業務を懸命にこなして走り続け、開業に辿り着いたとしても、開業した途端にホッとしてしまって、初心を忘れていく人たちを実は何人も見てきました。せっかく自分のクリニックという城をもったのにもかかわらず、勤務医時代と変わらない医療を提供するだけにとどまってしまうのは非常にもったいない話です。開業を決めたときには、おそらく「こんなことがしたい」というものがあったのだと思いますが、そういう人は、開業までの激務と辿り着けた安心感で、自分のクリニックで本来やりたかったことを忘れてしまっています。

このようなことにならないためにも、自分で事業計画は作ることです。自分で作ることに価値があります。

なお、事業計画の作り方は、第3章「開業を成功させる『理念づくりと事業計画』」で詳しく伝えます。

「開業戦略」は事前の一策

株式会社リコー3代目の社長・大植武士氏は「事前の一策、事後の百策に勝る」という言葉を残しました。何か物事を始める前には、先々のことを考えて一策を講じておくことが、あとから考える百個の策にも勝る、という意味ですが、ここに「開業戦略」を重ねると、開業前に先々のことまで考えて、ある程度のものを言語化しておくことが、その後のためにも非常に有効である、という意味に捉えられます。

また、株式会社スカイマークの代表取締役社長であった佐山展生氏は「知らないうちに富士山に登った人はいない」と人間の生き様を富士登山にたとえました。大きなことを達成しようとする人は、万全の準備をしてその指標にむかっていくという意味です。勤務医時代の延長線上で開業するのならまだしも、より高いところを目指していくのであれば、「開業戦略」を立案して先を見通し、開業後にも十分にやっていけるだけの準備はしておきましょう。

開業直後は、まだ山の裾野にいる段階です。一合目にいるこの段階で、すでに疲れていたり、惰性でやっていたりするようでは、決して高い山には登れません。開業に向けて様々に準備をしておけば、より高い山に登ることも可能になる。高い山に登ろうとしているのであれば、事前の一策として、開業を成功に導く「開業戦略」を立案していくことが大切です。「開業戦略」のない開業は、治療計画のない治療行為や、ゴールをイメージできない治療行為と同様です。

SECTION 02

クリニックの開業に必要な「パートナー」を見つける

相談相手を2人は見つけておく

院長は孤独です。スタッフや知り合いの医師たちも周りにはいてくれますし、開業時に関わってくれる会計事務所などの存在もたしかに心強いですが、院長という職はどうしたって孤独。同じ立場にいる人にしかわからない想いや葛藤もあるのだと思います。

ですから開業にあたって院長となるあなたに意識をしてほしいのは、信頼できるパートナーを2人以上は見つけておくことです。経営のことであれば、外部パートナーとして公認会計士や税理士の所属する会計事務所を迎えることもできます。また先に開業している先輩ドクターも、力になってくれるはずです。こちらの抱えている悩みを既にクリアしているドクターもいるでしょうし、会計事務所でいえば同じような問題を抱えるクリニックの事例をもっている可能性もありますので、そこで知恵をもらえば、だいたいのことは解決できます。

パートナーに最適な3つの職種

外部パートナーとして見つけておくといい3つの職種は、公認会計士・税理士（会計事務所）、社会保険労務士、歯科材料卸業者です。

公認会計士・税理士をパートナーにすると、確定申告にかかわる帳簿作成と実際の申告、開業時の事業報告書の作成の相談ができます。できれば銀行融資の相談にものれるところであればなお良いです。開業に携わる機会の多い公認会計士や税理士なら、銀行の融資担当者のこともよく知っているはずですから、融資の相談で銀行に出向くときにも同伴してもらえると心強いと思います。

お金に関することは、1人で考えていてもなかなか先に進みません。公認会計士や税理士に話を聞いてもらえれば、頭も整理されますし、よいアイデアをもらえることもあります。担当してもらえる人が聞き上手な人であると、なお良い効果があるのではないでしょうか。

社会保険労務士をパートナーにすると、給与計算を代行してくれます。従業員（スタッフ）

の給料は、日割り、残業時間、パートタイム、有給など多くのことを処理しなければなりません。歯科クリニックを開業するときは、勤務医からの出発ですし、雇用や労務には詳しくないのが現状ですから、重要な要素に関わってもらえますので、大変ありがたい存在です。開業時には活用できる助成金も多くあり、そこに詳しいのも頼もしく感じます。

歯科材料卸業者をパートナーにすると、当然ですが歯科診療に関わる商品の提案をしてくれます。ただし、こちらの話をよく聞いてくれて、その話に沿って適切な商品を提示してくれる歯科材料卸業者を選びましょう。これは聞いた話ですが、なかには営利のために自分の売りたい商品ばかりを提案してくる業者もいるということなので、パートナーとして選ぶときには担当者を注意深く観察して判断してください。

開業すればあなたはすでに経営者の仲間入りです。このような判断もすべて自身でしていくべきこと。クリニックの経営者として最適なパートナーをみつけて連携しておくと、開業前の不安や負担も軽減され、開業後の経営もうまくいきます。

パートナーに相応しい人物像の見極め方

ここまでパートナーに最適な3つの職種について伝えましたが、ここからはそのパートナーの担当者の見極め方についてです。

開業前からその後の経営まで、ある程度の期間に渡って関係を継続していくことになりますので、お互いにプラスになるような意思の疎通ができる人が好ましいです。相手がこちらの話をよく聞いてくれて考えを理解してくれるのはマスト。場合によっては、こちらの行き過ぎた考えのブレーキ役にもなってくれるような人を選びましょう。「この人であれば長く関わってもらっても大丈夫」と思える人がベストです。と同時に、パートナーになる相手側にも「こちらに関わり続けたいという意思があるかどうか」も重要な点になります。

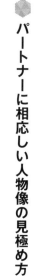

私の経験ですが、パートナーとしてスタートしたものの、価値観の折り合いがつかず、その後お付き合いがなくなった事例がありましたので紹介しておきます。

わが家には、現在、2歳と4歳の子どもがおりますので、いまはできるだけ家族の時間を大切に考え、就業時間外は家事育児に時間を取るようにしています。当事務所は土曜日は休業ですから、ここはプライベートな時間として捉えているのですが、医療クリニック関係のクライアントのなかには土曜日に対応してほしいと希望されるところもあります。そこで、必ずお願いしているのが、土曜日の連絡についてです。土曜にいただいた連絡に関しては、緊急時以外は月曜日の朝に返信をする旨、あらかじめお伝えしています。

そのクライアントにも同じように伝えていたのですが、あるとき、先方が土曜日にどうしてもというので一度お受けしたことをきっかけに、その後、何度も土曜日に連絡をしてくるようになりました。他にもぶつかるところもありましたし、さまざまなことが積み重なっていたのもありましたので、こちらからパートナーとしての契約を解消いたしました。お互いのために良くないと判断したからです。

パートナーとなるもの同士、お互いの大切にしていることを理解できなければ、より強いパートナーシップなど結べない、と考えさせられた事例です。参考になればと思います（現在は、メール等に限り、土曜日も定期的に返信するようにしています。電話は非対応です）。

SECTION 03

クリニックの開業に必要な「開業戦略」を設計する

自分オリジナルの「開業戦略」をつくる

本書は、最後まで読んでいただくと、クリニックを開業するにあたって最重要の「開業戦略」が立案までできるイメージで書き進めています。「開業戦略」をつくるのに最低限必要なエッセンスをこのあとも紹介していきますが、本書を読み終えてなんとなくでも「開業戦略」が出来上がったら、その後は自身でどんどんアレンジして、自分オリジナルの「開業戦略」に仕上げていってください。型なんてあるようでないようなものですので、気にせずに納得のいくものにしていただくことをお勧めしています。

「開業戦略」の構成

「開業戦略」は、次のような構成で設計していきます。

①理念・事業計画
②財務
③マーケティング
④採用

それぞれの詳細は、この後の章で順次記述していきますが、ここでは「開業戦略」の全体像を掴んでほしいので、簡単に説明しておきます。

「理念・事業計画」は、自分のなかにある理想のクリニック像を書き出し、理念を言語化します。それをもとにつくるのが事業計画です。自らのビジネスアイデアやプランを、現実のものとするための設計図のようなもので、事業計画を自身の手でつくれば、事業の実現の可能性を飛躍的に高めることが可能になります。

「財務」「マーケティング」「採用」は、開業戦略の具体的戦術を詰めていく上で重要です。ほとんどの歯科医が、開業する前から臨床や実務のシステムばかりを気にしていますが、実はそれは開業後やっていくべきことです。「財務」「マーケティング」「採用」に関しては、一度決めたら変更のできないものばかりですから、開業前にしっかりと練っておきましょう。

「財務」でいえば、融資してもらう金融機関と契約を結んだあとは、たとえ繰上げ返済のように返済期間を短縮するようなケースであっても違約金がかかるものであることは承知しておく必要があります。「開業戦略」で考えるべきは、順調な返済ができるよう、1日あたり何人の患者が来たら採算が取れるのか、金融機関はどこにするのか、返済計画はどのようにするのかです。

「マーケティング」でいうと、集患に必須の立地には全力で取り組まなくてはなりません。立地はいったん決めてしまうと、その後の内装や搬入する診察用のイス、機材などの設備投資も行われて数千万円のお金を投じていくことになるので、そう易々と次の転居先には引っ越しはできません。「開業戦略」で考えるべきは、理想とする患者に理想的なサービスが提供できるように、理想に叶った患者の属性のいる立地を獲得できるよう、そのために必要なことを考えます。

「採用」は、一度採用してしまうとやめてもらうのは難しいのが現状です。雇用された人の立場が圧倒的に強い法律があるからです。財務もマーケティングもクリアできたのに、立地によっては理想の治療メニューを提供するための人材の確保が困難になるケースもあります。「開業戦略」で考えるべきは、理想のクリニック運営を見据えて、採用の基準をつくり、その人材はどこにいるのかを考えることです。

「開業戦略」を設計する意味

立案した開業戦略のとおり、全てが満点で揃えられたら完璧ですが、実際にはなかなかそうはうまくいきません。例えば開業準備をしていて「財務」と「採用」は満点だけれども、立地（マーケティング）については30点でイマイチというケースもあると思います。このように開業戦略を構成する要素のどれかひとつが、あまりにも基準に満たないケースの場合は、立案した戦略を基準にして、その状況で開業する意味合いを考え、見直しをしてみましょう。それができれば、未然に経営不振を防ぐことが可能になります。ここでもし「開業戦略」を立案していなかったとしたら、開業して臨床の実務にはいってから気が付いて、その時点で「数千万円単位の損失をしてしまった」で終わるところだったはずです。「開業戦略」を立案していたから「開業する前に気が付けてよかった」となるわけです。

「開業戦略」をもとに開業後の「経営戦略」を作る

本書でつくる「開業戦略」は、開業前の戦略とはいえ「理念・事業計画」「財務」「マーケティング」「採用」の組み立てですから、その後もずっと継続してつかえる戦略です。ここに「臨床」と「実務システム」を加えれば、立派な経営戦略となります。これができると開業前から経営戦略がある程度は準備できていることになりますので、開業したあとは医療の実務者ではありますが、一人前の経営者としてもすでに経営判断ができるようになっています。本書で伝えたとおりにやっていただければ、開業後の経営も楽しいと思ってもらえるはずです。「臨床」「実務システム」については、本書では取扱いませんので割愛します。

SECTION 04

クリニックの開業に必要な「理念」と「戦術」の使い分け

「開業戦略」から具体的な行動を書き出す

「開業戦略」を構成している「理念・事業計画」「財務」「マーケティング」「採用」のそれぞれの戦略を描けたら、次はそこから具体的な行動やアクションを考えていきます。いわゆる戦術の掘り下げです。具体的な実践の項目を書き出せると結果的に「開業戦略」は全体に厚みがでる多重構造となります。例えば「理念・事業計画」の戦術は2つ、「財務」の戦術は3つ、「マーケティング」の戦術は2つ、「採用」の戦術は4つ、というようになれば、これだけで11個の戦術が生まれます。しかしこれを逆の細かな戦術の側から考えてしまうと、意外ですが思いつくことはせいぜい2、3こくらいで、その質もイマイチです。こうならないように、戦略をしっかりと考えてから戦術を書き出すことがお勧めです。

いきなり戦術レベルで考えるよりも、まずは抽象度の高い「理念」をつくり、「戦略」、そして「戦術」という順でだんだんと具体的レベルにおとしていきます。重複するようですが、「開業戦略」の立案の時も、まずは「理念・事業計画」をつくり、そこを起点に「財務」「マーケティング」「採用」の戦略を考えていく。そしてそのそれぞれの戦略から、次は戦術（具体的な行動・アクション）を考えます。

事例：おひさま歯科・小児歯科の理念・戦略・戦術の構成

当事務所クライアントのおひさま歯科・小児歯科の事例を紹介します。図表をご覧いただくとわかりますが、おひさま歯科・小児科はすでに開業から年数もたっていますので、開業前に立案した開業戦略からアレンジされて、経営戦

おひさま歯科・小児歯科の理念・戦略・戦術の構成

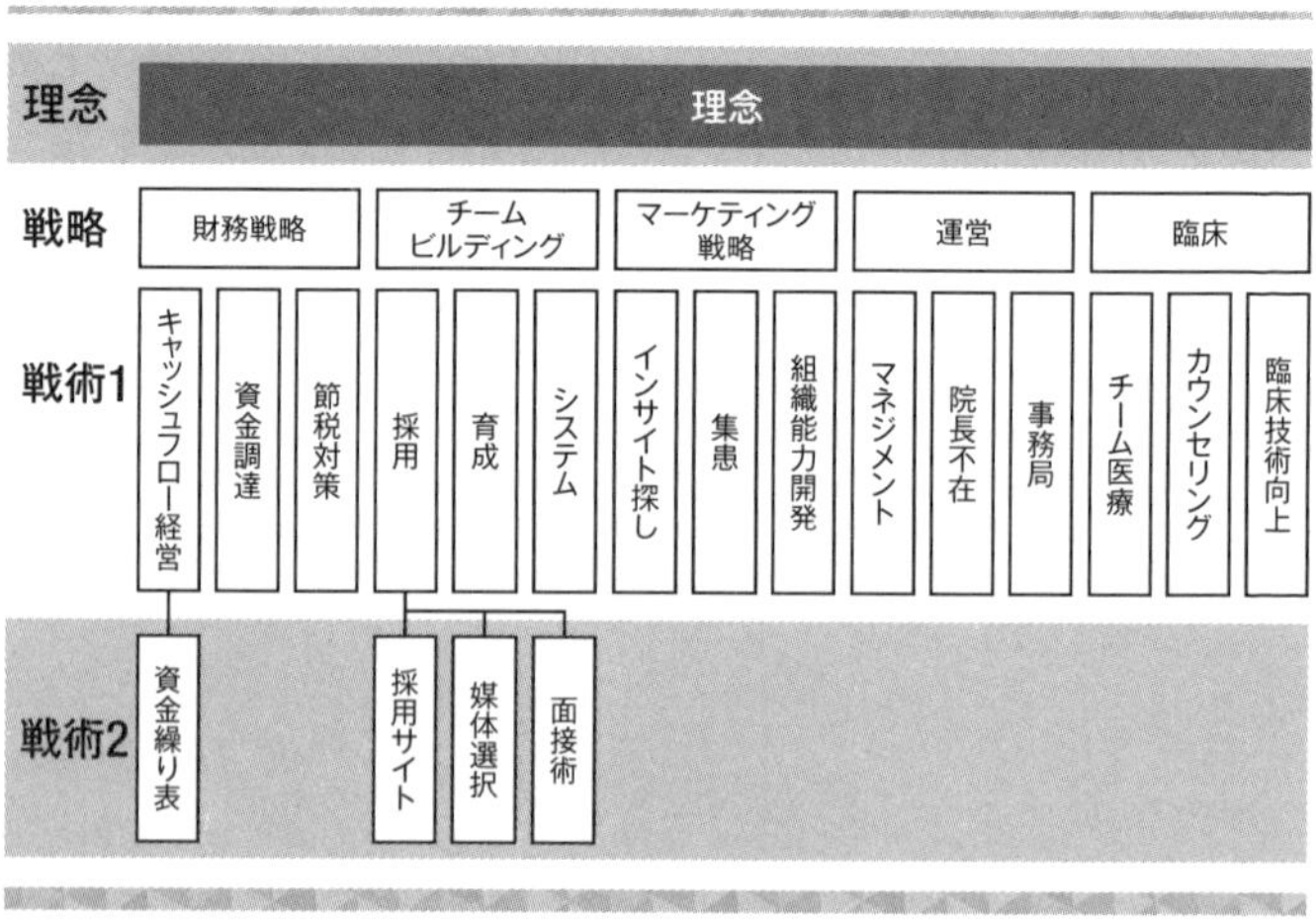

略へと発展した構成になっています。理念がトップにきていて、その下に戦略として「財務」「チームビルディング」「マーケティング」「運営」「臨床」、そこにぶら下がっているのが各々の戦略です。例えば、「財務」の戦術でいえば、右から「節税対策」「資金調達」「キャッシュフロー経営」で、キャッシュフロー経営の下には、さらに詳細な戦術として「資金繰り表」が記載されています。

「流行」より「理念」に基づいた戦術でいく

補足です。流行を追いかけるあまり、戦術中心の「開業戦略」を設計すると、結果、患者やスタッフからの信頼をなくしてしまいます。ムダにお金をつかうことになりますので注意してください。

例えば、マウスピース矯正がトレンドだからと「マウスピース矯正をやろう」という戦術から入って、次第にそれがうまくいかなくなると、次にやってきたトレンドに乗り換えるようなケースです。流行に乗ってはじめたマウスピース矯正ですから、そもそも理念に基づいてマウスピース矯正をおこなってきたわけではありませんので、もしマウスピース矯正のライバルクリニックが強烈に増えていった場合には真っ先に辞めることを考えるようになるでしょう。そうなればマウスピース矯正の診療を受けてきた患者が苦しみますし、仮にもしその時点でクリニックの収益がマウスピース矯正に依存するような状況になっているとすれば、行動と理念との相違にスタッフも不信感をいだきます。「なんだ、理念と違うじゃないか」「院長の言っていることとやっていることにはギャップがあるよね」となってしまいかねません。

でもこれが理念から生まれた戦術であるなら、理念に基づいたマウスピース矯正ということですから、ライバルが増えたりトレンドから外れたりしてもマウスピース矯正を辞めることもないはずです。

「採用」の例でいうと「求人票を出すならこのサイトが人気」と、単純に流行っているサイトを選んでいるケースです。流行っているサイトに掲載費用を払いさえすれば、人材が確保できると安易に考えるのはよくありません。不特定多数の人たちが見る媒体ですからどんな人から応募がくるかわかりませんし、サイトの流行は一時的なものである可能性もあります。

しかしここを理念や戦略から考えてみてください。はたして高額な費用をかけて流行りの媒体に情報を載せることにこだわる必要はあるのでしょうか。それよりも、実際に歯科医師や歯科衛生士の集まる合同説明会に参加して、理想の人材を自身で探した方がよほど欲しい人材の採用に近づくはずです。

自分自身を把握するのも戦術のひとつ

クリニックの理念を実現するためには、自分の「強み」と「弱み」、「資産」と「負債」を把握することも忘れてはいけません。これも開業戦略を進めていく戦術のひとつです。

例えば自身の強みが「高いコミュニケーション能力」なら、それは伸ばしていくべき資質です。その反対に、喋るのが苦手でコミュニケーション能力はそれほど高くないのであれば、そこは何かで別のことで補っていきます。何をもって補うかは開業するまでに考えていく、もしくは補うものが見つけられたらそれを即実践に移します。

またよくいるのが、自身の強みがわからずに弱みばかりがでてくるという人です。弱みは取り方によっては強みに変換できますので、友人や家族に客観的に見てもらうのが良いでしょう。

そういった資質的なものと同時に「資産」と「負債」の把握もしてください。資産や資金、いわゆる預貯金や株式投資を含めたお金はコツコツと増やし、開業時に必要な金額の2割から3割ほどあれば理想的です。かといって、それがなければ開業できないというわけでもありませんが、開業するときに「お金のことが気がかりで」と思うことが少なくなるので、気持ちが軽くなります。

「負債」について良くない印象を持っている人もいるかもしれませんが、住宅ローンの契約を結んでいる金融機関に融資の相談に行くと、逆にプラスの評価をもらえることはご存じでしょうか。住宅ローンも開業資金の借り入れも同じ金融機関にすると、非常に好意的に見られることも参考までに覚えておいてください。

負債はきちんと決められた額を返済していれば、マイナス評価にはなりません。ただしクレジットカードの支払い、公共料金の滞納は明確にマイナス要素です。自身の「資産」と「負債」を把握し、コンスタントに預貯金額を伸ばしていれば、いざ開業というときに然るべき金融機関に相談をしても問題なく融資は受けやすくなります。

CHAPTER

3

開業を成功させる「理念づくり」と「事業計画」

SECTION 01

開業戦略は考える順序が重要

理念があれば軸がブレない

第3章からは「開業戦略」を構成する内容を実際に作り、立案にむけて準備していきましょう。ここでは「開業戦略」の根幹となる「理念づくり」と「事業計画」です。

「開業戦略」の考え方は「①理念→②戦略→③戦術」の順で考えていくことが大切です。最初に理念ができていると軸がブレません。前章の最後でも触れたとおり、いきなり戦術レベルで考えるよりも、まずは抽象度の高い「理念」をつくり「戦略」そして「戦術」という順でだんだんと具体的レベルにおとしていきます。これがもし理念抜きで進めていくことになれば、戦略も戦術も矛盾だらけです。

理念ができていると及ぶ効果もあります。まずは〝人を集める効果〟です。理念に共感して、スタッフ候補や患者が集まってきます。「採用」においては人材が定着して離職率が低下し、価値観の共有がスタッフ同士でも可能になるのでストレスフリーですし、良い職場環境が整えば自然に事業も前進し、成果も出やすいです。

また、クリニックを開業してからは特に感じると思いますが、臨床に経営にと多忙になっても、理念に立ちかえれば踏ん張りが効き、やる気もでてきます。

理念のないクリニックは踏ん張りが効かない

実は、理念のないまま、開業をしていく歯科クリニックはとても多いのです。勤務医をしている多くの歯科医は、30代半ばくらいになると、だいたいその多くが「そろそろ開業を」と考え始めます。このタイミングで業者から「最高の立地条件のテナントが、来春に空きますよ」と情報が入ってきて、物件の入居の契約をするところから開業を決めてしまうようなパターンです。「スタッフは募集をすればなんとかなるだろうし、資金は銀行に相談すれば融資も大丈夫なはずだ。開業したらサラリーマンのインプラント中心の治療であれば、収益もそれなりに出るだろう。」と考えるわけですが、これでは安易すぎです。結果、スタッフの求心力が弱いので人材も定着せず、院長は忙しくなっていく一方で、立ち返るべき理念がないために、踏みとどまることができません。これが現実です。

たしかに医療系クリニックの開業は、なかなか開業時の融資のおりない他の業種と異なり、融資も通りやすく、募集人員も集まりやすいですし、収益も保険診療に加えて自費診療をしていけばおおよその見通しがつきます。簡単にスタートができてしまうゆえに、このような現実も起こりうるのです。

ブレない軸は「理念」です。「なぜ開業したのか」は、必ず理念として言語化をしておいてください。

ビジョンをもって、安心と安定の経営を

ここで少し目線を変えて、ビジョンとお金の話をしていきます。

ここでまで伝えてきたように、目指していく理想のあり方が「理念」です。それに対し「○年後までに達成してこうなりたい」と描く姿が〝自分の夢〟いわゆる「ビジョン」になります。ビジョンは細分化し、実践できる行動にまで落とし込んでいくもので、それができなけ

れば、ビジョンはいつまで経っても実現できない不可能なビジョンのままです。

その下支えになるのが「資金計画」になります。資金計画は、5年後、10年後、30年後と描いたビジョンの達成率を想定して、そこに必要な資金の計画を立てるものです。例えば「10年後は総合的な医療を提供できるようになる」「5年後に分院をだして多くの人に医療を提供する」などのビジョンがあるのであれば、「ではそのために資金はどのくらい用意しなければならないのか」まで考えられます。

このように、「理念」「ビジョン」「資金計画」の関係性を踏まえて、先々の見通しを立てながら経営をしていくと安定感が出てきます。

SECTION 02

理念のつくり方

理念に〝かっこよさ〟は不要

開業するクリニックの理念には〝かっこよさ〟は不要です。かっこなんてつけずに、自分の思いのままを言語化していきましょう。「かっこよく」と思ってしまうと、何か取り繕ってしまったり、どこかで聞いたようなありきたりものになってしまったりしがちです。自分の内側からでてくる自身の言葉を連ねてつくった理念でなければ、伝えたい人には伝わりません。自分自身に響く理念であることが大前提です。この過程を経て、結果、いい言葉がでてきてかっこいい理念になるのは問題はありませんが、自身の言葉で言語化できていないと開業後のクリニック経営にも影響します。

また一度つくった理念も、開業後にクリニックが進化していくのと同時に、進化を遂げていくものです。最初につくった理念は、時を経てつくり替えることもあると思います。なので最初から「完璧なものに仕上げなくては」などと気負うことなく、当面の道しるべになるものであると考えれば気持ちもラクに取り組めるはずです。

理念をつくる言葉の選び方

まずは開業するクリニックに抱いている理想を自分の中でしっかりと煮詰めていきましょう。理念を構成する言葉は、自分の持つ理想のクリニックのイメージをそのままいくつも書き出して、出てきたキーワードをつなげていきます。ノートに書き連ねる、既出のぺんてるのKumikae-Noteに書きだす、絵を描く、クリニックのミュチュア模型のようなものを作るなどもいいと思います。「こんなクリニックにしたい」「このような患者から支持されるクリニックにしたい」「こんなスタッフと一緒に仕事がしたい」など、自身の理想のクリニック像を目に見える形にしてください。

ダメな理念は「ポエム的」「利己的」「丸パクリ」

ポエム的に理念をつくってしまうと、抽象的で理解されにくいので注意してください。例えば「春風のようなクリニックにしたい」「落ち着きのあるクリニックにしたい」などを理念にした場合に、その理念の元となるあなたの描いた理想のクリニック像は、伝えたい相手にきちんと伝わるでしょうか。

また、利己的すぎる理念は、患者やスタッフには伝わりにくいです。例えば「売上1億円を達成するためにインプラント治療を提供するクリニック」という理念にした場合、患者やスタッフはどのように思うでしょうか。おそらくこの理念に共感してくれる人は、あなたと同様に開業して経営をしているドクターの一部だけです。院長の経営目標の言語化は大切ですが、公の理念には相応しくありません。利己的なものは避け、利他的な部分で患者やスタッフに提供できることを言語化していきましょう。

最後に丸パクリの理念ですが、これは無意味です。先ほども伝えたように、自身の内側にあるものを言語化してください。どこかのクリニックが使っている理念を借りてきたり、よくある言葉、よさそうな言葉を集めてうまくまとめたりしても、自身の言葉にはなりません。

それでは当然、患者やスタッフにも伝わらない理念となってしまいます。周囲のクリニックの理念を参考にするのは構いませんが、それを一度自分の中に落とし込み、再編成して自身の言葉にしていきましょう。それでもし他のクリニックと似ている理念になってしまうであれば、それはそのクリニックの院長とあなたの価値観が非常に似かよっている、という意味になります。そうであれば問題はありませんので安心してください。

SECTION 03

事業計画のつくり方

事業計画とは

「事業計画」は、自らのビジネスのアイデアやプランを、現実のものとするための設計図です。理念ができたら、次はこの事業計画をつくります。

事業計画といわれると、融資や助成金を引き出すために指標や拡大の目標値の数字を設定してそれを反映させた「事業計画書」を思い浮かべる人もいると思いますが、金融機関に持参する「事業計画書」は資金計画書と事業計画を合わせたもの。事業計画は「事業計画書」の一部分を担うものになります。

事業計画は「X年後には○○を達成して□□を実現したい」という前章の最後でも触れたビジョン（自分の夢）を実現するプランです。夢を現実のものとするための設計図ですから、これをプランニングせずにクリニックを立ち上げても、行き着く先が見えません。治療計画を持たずに患者の治療をおこなうようなもので、どこまでいっても行き当たりばったりのその場しのぎ。しかし、事業計画をつくってプランニングさえしておけば、自分の夢の実現は飛躍的に到達率をあげます。

開業前に作る最初の事業計画は、会計士や税理士などに任せることなく、自分でつくってください。院長自身が事業計画をつくれば、開業後の事業プランの全体像が明確になり、気持ちもしっかりと入ります。なので、いざ金融機関に出向いて融資の相談をするときにも、熱意が伝わりやすく、資金の調達も割とスムーズにいきます。

すでにここまででつくった理念と同様、事業計画はクリニックの成長とともにより濃い中身の詰まったものになっていく可能性もありますので、最初につくったものは、いずれ書き換えることも念頭にいれておきましょう。そのときにつくる新たな事業計画は、一緒に働くスタッフにも考えてもらうのが理想です。それができると、こちらからの押し付けではなく、クリニックをともに盛り立てていく意識にも立ってもらえます。

事業計画は遠い未来からさかのぼる

事業計画をプランニングするコツについてですが、直近の1年後から描いてしまうと、すでに到達点が見えているようなものばかりを描いてしまいがちです。なので、遠い未来からさかのぼってくるようにします。「誰がどのような状態になっているのか」のように主語と述語で文章にしていくと端的に表現できますので、非常にわかりやすいです。

ちなみに数字の指標や目標値についてプランニングする「資金計画書」の考え方については、次の章で詳細に伝えます。

事業計画をつくり方～4W1Hで細分化する～

事業計画をつくるときには、「X年後には○○を達成して□□を実現したい」というビジョン（自分の夢）を達成するために「5W1H」で細分化して具体化し、行動できるまでにプランニングしていきます。

「5W1H」とは、What、Who、Why、Where、When。1Hは、How。

このうち、Ｗｈｙはすでにつくっている理念ですのでここでは除き、説明は４Ｗ１Ｈとします。

①What……理想「X年後には〇〇を達成して□□を実現したい」
②Who……理想の患者像「どのような患者により多く来てほしいのか」
③How……戦略「ゴールにたどり着くにはどうしたらいいのか」
④Where……場所「ゴールにたどり着くにはどの場所でやるのか」
⑤When……時間軸「ゴールから逆算していつやるのか」

この順番で考えます。まずは①Ｗｈａｔ②Ｗｈｏを定め、そのうえで③Ｈｏｗ④Ｗｈｅｒｅ⑤Ｗｈｅｎを決めてください。このように４Ｗ１Ｈで細分化していくと、より具体化されて行動に移しやすくなりますので、ぜひやってみてください。

ではここからは、ビジョン（自分の夢）を細分化する４Ｗ１Ｈをひとつずつ見ていきましょう。

①〈What〉理想

自分の理想です。Ｗｈａｔはここまで伝えてきたようにしてビジョン（自分の夢）を書き出し、ここではそれを転記します。近未来からではなく、遠い未来から現代にさかのぼります。30年後、10年後、5年後、3年後、1年後という順で「X年後は○○を達成して□□を実現したい」と書き出してください。具体的な目標値などの数字は入れる必要はありませんというのも、ここで数字を入れてしまうと、かなり現実的なプランニングとなり、そこにとらわれてしまうからです。

筆者が事業計画づくりで最も大事にして欲しいと思っているのは、果てしない夢や希望、内側から湧き出てくるような発想やアイデアです。しかしここで数字を入れてしまうと、あまりにも現実的になりすぎて、夢や希望はどこかに消え去ってしまいます。抽象的な方がいいです。

②〈Who〉理想の患者像

Ｗｈｏは「〈Ｗｈａｔ〉理想」で書いた30年後、10年後、5年後、3年後、1年後の自分の理想のもとに「どのような患者により多く来てほしいのか」を書き出します。年月を経て自分の理想が変化していれば、それにともなって来てほしい理想の患者像も変わっていくかもしれません。

ここでは、来てほしい患者の特徴を書き出してペルソナ化します。ペルソナ化すると、そのペルソナに完全一致しなくとも、それに近しい患者がやってきます。より具体的に、こんなことに悩んでいる、こんな症例を持っているなどを書き出すことになりますが、ここは自分の得意な診療分野と結びつけて考えていくとイメージしやすいです。

ただし、特定の分野に偏りすぎてしまうと、結果、取り残されていく患者もいますので、気をつけましょう。特化するならひとつに定めずに、少し幅を持たせて2、3個にするのがお勧めです。ひとつに特化してしまうと、今は良くても将来大きなリスクになる可能性をはらむ結果になります。

③〈How〉戦略

ここでやっと具体的な話になってきます。このHowでは、診療内容だったり、スタッフ数だったりユニット台数だったり、クリニックの外観や内観だったり、具体的な戦略を書きだします。「そのゴールにたどり着くにはどうしたらいいのか」という戦略です。

ここまでの順を追って考えていくと、まず「〈Ｗｈａｔ〉理想」でビジョン（自分の夢）を転記し、1年後、3年後、5年後、10年後、30年後まで書き出します。例えば10年後「患者に長く通ってもらえる地域密着型のクリニックにしたい」を自分の理想としましょう。そのゴールにたどり着くりつくために対象になる人、いわゆる「〈Ｗｈｏ〉理想の患者」は地域の人たちであるのは想定できます。その地域の人たちに、どんな診療や治療を行っていくかが、このＨｏｗです。

この例でいえば、Ｈｏｗは、地域の人に歯周病や予防を中心とした診療をおこなっていくということが考えられます。お分かりのように地域に密着型のクリニックにしていくには、予防歯科であることが必須になってきます。

ここまでくると、資金をどこに投入するかもある程度は予想がつくのです。たとえば予防のための診療をしていくにあたり「歯科衛生士と6台の予防用ユニットで治療を行う」と具体的になれば、6台の予防ユニットの設備投資費用や採用する歯科衛生士の人数分の人件費がここで掛かることがわかります。これがわかるのは経営者としては、非常に好ましいことです。

④〈Where〉場所

次は立地です。Ｗｈｅｒｅでは「ゴールにたどり着くにはどの場所でやるのか」を考えます。自分の理想が明らかになり、そこに来る理想の患者像も定まって、その理想の患者たちを迎えるための具体的な戦略も決まりました。それを可能にするための場所選びがＷｈｅｒｅです。

例えば「患者に長く通ってもらえる地域密着のクリニック」を自分の理想にするなら、オフィス街ではなく少し離れたところのベッドタウンを選び、待合室は明るく、地域の交流の場になるような場所に開業できる物件を選ぶとよいでしょう。

またある程度の患者数を見込んで医療を提供したいのであれば、面積のある広い物件にします。最初はチェア数３台からはじめるにしても、後々に５台から７台と置けるようなある程度広いところを開業時に選択するのです。このように「〈Ｗｈａｔ〉理想」と「〈Ｗｈｏ〉理想の患者」が固まっていれば、場所も迷わずに決められます。

これができると、数年後の自分の理想のクリニックにくる理想の患者の人数も想定され、それに対応するためのスタッフ数やチェア台数が見えるので、開業をするときの場所の基準がさらに明らかです。

⑤〈When〉時間軸

ゴールまでの道程を時間軸で考えます。Ｗｈｅｎは「ゴールから逆算していつやるのか」です。自分の理想を達成するまでには、どのくらいの時間がかかりそうでしょうか。30年後の自分の理想にゴールするまでには、かなりの長い道のりがありますので、時間軸では中間地点をいくつか作り、そこで小さな達成感を得られるようにしておきましょう。

中間地点は、最低３つは欲しいところです。具体的には「Ｗｈｅｎ自分の理想」でだした3年後・5年後・10年後を時間軸の中間地点とします。その小さなゴールで達成したいことを決めておきましょう。

これをやると、何のためにいつやるのかも見えてきますし、そこにむけて具体的な行動に移せます。「いつ、何をどう行動するのか」が視覚的にわかるので、否が応でもゴールにたどり着ける確率があがるわけです。

事業計画は順序を追って決めていく

事業計画は、ビジョン（自分の夢）を５Ｗ１Ｈで細分化して考えていきますが、ここまでの話でもおわかりのように、考える順番は、まず「〈Why〉理念」を定めてから、「〈What〉理想」と「〈Who〉理想の患者」を先に固め、その後に「〈How〉戦略」「〈Where〉場所」「〈When〉時間軸」の順で考えていくのが適切です。この順番はくれぐれも間違えないようしてください。

仮にHow、Where、Whenを先に決めてしまうと、物件、融資、機材など資金の必要なものばかりが絡み、その後の変更はなかなか難しくなってきます。開業したあとで「しまった！　本当に自分のやりたいことはこれだったのに」と仕様変更することになれば、非常にコストがかかり大問題です。となれば、資金面でも非常に困った状況に陥りますので、開業前に「本当に自分のしたいことはなんだろう」と自分の理想を頭のなかでしっかりとイメージしてから、具体的な行動、目標に落とし込むことが大切になってきます。

また「〈Why〉理念」「〈What〉理想」「〈Who〉理想の患者」を先に固めるということは、クリニックの根幹の部分を定めるという意味です。立ち戻れる原点ができているので、クリニックで自分の動きが忙しくなったり、何かでクリニック経営がうまくいかなくなったりしてもブレが生じません。

業者や知り合いから開業場所の提案をされてとりあえず開業してしまうと、そのときはラクに開業できるかもしれませんが、残念ながら後々に非常にしんどい状況になってしまうケースも見かけます。なので「今こそ開業時期である」という状況にあった場合にも、短い期間でもいいので掛けられるだけの時間を掛けて、理念と自分の理想、理想の患者は言語化して、具体的な行動を起こしていくことをお勧めします。

このようにしてビジョンを細分化して事業計画をしっかり固めたら、いよいよ開業戦略「財務」「採用」「マーケティング」の立案です。次の章からは、成功する「開業戦略」の具体的な中身について伝えます。

開業時に自身で考えた3つの理念　医療法人おひさま歯科・小児歯科　理事長　辰本様

おひさま歯科・小児歯科の理念づくり

医療法人おひさま歯科小児歯科の理事長の辰本です。「おひさま歯科・小児歯科」は、平成27年に歯科医院として開業しました。

開業時には「歯科を通じて患者に満足してもらう」「丁寧に説明し、安心安全の治療を心がける」「チーム医療を心がけ、笑顔あふれる医院にする」の3つの理念を掲げました。この3つは開業者である自分がつくり、これをスタッフ全員と共有して、真剣にひとずつ取り組んでいった結果、医院の成長にもつながりましたし、次の目標に向かうための基盤が固まってきたように感じます。

当時は、掲げたこの3つの理念に基づいて事業計画を考えましたが、実は開業から7年で改めて事業計画のつくり直しをしています。その理由は、医院の開業から6年を経る間に起きた医療現場や介護の現場での時流の変化に対応するためです。この変化に対して「自分達が提供する医療で対応できることは何か」を考えてみたときに、これからの時代に即した新たなビジョンをつくったほうがいいのではないか、と思うようになりました。少子高齢化が加速している現状にあって、在宅や施設での介護の現場では訪問診療の需要が高く、私どもの医院でも、訪問診療に力を入れていく必要性を感じたのです。

そのきっかけは、ある病院で見た一人の高齢者の退院時のカンファレンスでした。その患者に対して必要な医療は本当に提供されているのか、介護の現場では患者が置き去りにされているようなことはないのか、など気になることがたくさんあったのです。それが自分の中でちょっとした事件となり、医院のこれからを考えるきっかけになりました。

このような高齢者のいる病院の医療現場に実際に行ってみると、さまざまな問題点がみえてきます。ここから「自分たちの担えるところで、解決できないのか」と強く思うこととなり、自身でもケアマネージャーの資格を取得。高齢者のための医科クリニックや居宅介護診療所の設立も視野に入れて、次の理想を描くまでになりました。

こうなってくると新たな事業計画も必要になってきます。新しい事業計画はビジョンの細分化からです。この新たなビジョンはスタッフにつくってもらうことにしました。

開業時のビジョンは「カウンセリングを主体とした多職種とのチーム医療をしたい」

当法人では理念のひとつに「チーム医療を心がけ、笑顔溢れる医院にします」と掲げています。チーム医療で歯科診療の世界を変えたかったのです。この理念のもと、開業当時に私が抱いていたビジョンは「カウンセリングを主体とした多職種で構成するチーム医療をしたい」でした。そのビジョンを実現をしていくために、開業時から地域に根ざした医療事業を進めてまいりましたが、その過程で私がより強い思いになったのは、チーム医療を歯科診療の業界だけとどめることなく、医科や介護にも広げていきたいということでした。

ここから、当法人のチーム医療で「地域医療」を改革するプロジェクトがスタートしました。現在、当法人には歯科医院のほかに、歯科技工所もあります。他の歯科クリニックからの技工物も外注いただけるシステムにしているのは、私どもと共に他の歯科クリニックも一緒になって地域医療を担っていけるように、というのが基本の考え方にあるためです。地域の皆様に還元できたらと、このような技工所も設立しました。

今後はこの歯科技工所の他に、医科クリニック、居宅介護診療所も作り、在宅の高齢者を支えるチームで地域を守っていくワンストップサービスを提供できるようになりたいと考えています。

ここで思ったのが、新たにつくるビジョンは、当法人ですでに活躍してくれているチーム医療スタッフにつくってもらいたいということでした。それができれば浸透もしやすく継続しやすい。なおかつ、スタッフ自身が自走できる事業計画ができあがるのではないか、と思ったのです。

ビジョンには実現したい未来を描く

想定していたとおり、スタッフが新たに考えてくれたビジョンはとてもユニークなものでした。その内容をざっくり伝えると、3年後に分院ができて、カフェを併設する。それにともない患者が増えて、歯科技工所のDXは全盛を迎えます。10年後には、医科と歯科と介護の連携をとる「おひさまモデル」が誕生し、30年後にはこの「おひさまモデル」が全国に浸透する。同時に少子高齢化に直面する海外の国々から「おひさまモデル」が注目を浴びる等々です。ここから「地域医療を、あるべき姿に」というクリニックの新しいビジョンが言語化されました。

達成に向けてビジョンの浸透に取り組む

その後、当法人がこの新たなビジョンの達成に向けてどのように取り組んでいるかですが、医院ではスタッフとともに朝礼で理念を唱和し、スピリットチャレンジを行なっています。スピリットチャレンジとは、ビジョンを飾り物のままにすることなく確実に達成していくために、自分達に何ができるのかを考え、そこに積極的にチャレンジを続けていくことです。

このようにしてスピリットチャレンジを続けていけば、新たなビジョン「地域医療を、あるべき姿に」も確実に実現できると考えています。

おひさま歯科・小児科の開業時の事業計画づくり

さてここからは、これから歯科クリニックを開業される人たちの参考になればと思いますので、当法人で行った開業時の事業計画づくりについて紹介していきます。開業前には、ビジョンをつくり、それを細分化して事業計画をつくりました。次のとおりです。

最初に理念を決めました。すでに伝えていますが、当法人で掲げた理念は3つ「歯科を通じて患者に満足してもらう」「丁寧に説明し、安心安全の治療を心がける」「チーム医療を心がけ、笑顔あふれる医院にする」です。

その理念のもと、自分のなかにある夢（ビジョン）を書き出してみました。ひとことでまとめたのが既出の「カウンセリングを主体とした多職種で構成するチーム医療をしたい」です。これが開業前からのビジョンでした。

①〈What〉理想

「カウンセリングを主体として多職種で構成するチーム医療をしたい」というビジョンを、5W1Hの「〈What〉理想」に転記し、そこから「〈Why〉理念」を除いた4W1Hで細分化していきました。

おひさま歯科・小児歯科のビジョンの5w1H

What（自分の理想）	カウンセリングを主体とした多職種のチーム医療をしたい。
Who（理想の患者）	小児から訪問診療まで全世代の地域の患者様。
How（どのように）	チーム医療を行うためには、様々な多職種のスタッフが必要である。歯科技工士もチーム医療を行う上で院内に必要。保育士も母親が安心して預けて治療してもらえるような環境が良い。
Where（どこでやる）	小児歯科から高齢者まで全世代を見ていきたいので、オフィス街ではないベッドタウンが良い。しかし採用のことを考えると大学病院や歯科衛生士学校のある市の中心である中区にしたい。地域の交流の場にしたいとも思っているため、広い待合室や外からみてクリニックの雰囲気がみえやすい1階が良い。
When（いつやる）	６年後に自身の理想となるチーム医療が完成できているとして、3年後には全職種が揃っていなければならない。2年後には歯科衛生士学校から2名採用し、予防型のユニットを導入。1年後には開業。そのためにこれから開業戦略を立てて、半年後には融資が下り、テナントを決めていく。

歯科のチーム医療と言えば、歯科医師、歯科衛生士、歯科技工士、歯科助手で組むチームを想像すると思いますが、ここでいう「多職種で構成するチーム医療」とは、歯科の域をこえた他の職種の人たちも含めてのチームづくりです。保育士や管理栄養士、介護士などの力も借りることができれば、地域に還元できるチームとして、年代別に患者層を隔てることなく、赤ちゃんから終末期まで全世代に向けて地域医療の展開も可能にできると考えました。

②〈Who〉理想の患者

来ていただきたい理想の患者様は、地域の皆様全員としました。年代や特定の症例などに狭めることなく、赤ちゃんの頃から終末期医療まで、責任を持って診療をさせていただきたかったからです。

集患にはターゲットを狭めた方が効果があると言われますが、全世代の診療というのは、私の理想ですので、そこは気にせず思ったままのターゲットを理想の患者として決めました。

③〈How〉戦術

「〈What〉理想」に掲げた「カウンセリングを主体とした多職種で構成するチーム医療

をしたい」をどのように達成していくかの戦術です。

一般的に技工物の外注が主流である中、歯科技工所を院内につくり、歯科技工士を雇用。ドクターと歯科技工士、歯科医師と歯科衛生士と歯科技工士とともに密に治療計画に関わり、シェードをとってセラミックを作り、またさまざまな補綴物を制作するなどしていきたいと考えました。

また小さなお子さんを連れて来院しても、親御さんが安心して治療が受けられるように、保育士の雇用も開業時からの計画にいれています。

④〈Where〉場所

次は開業場所の選択です。開業時に設定した来院してほしい患者様像は、「〈Ｗｈｏ〉理想の患者」で定めたとおり、老若男女を問わない地域の皆様全員です。なのでオフィス街を除外して考え、ベッドタウンを理想の開業場所として決めました。もしもオフィス街に開業してしまうと、必然的に会社員がメインターゲットとなりますので、ファミリー層や高齢者の来院はあまり見込めないと考えたからです。

結果、当法人は事業計画に沿って広島市中区で開業しました。患者様の数、年代層、などの要件もありましたが、オフィス街からはそれほど離れていない地域を選んだのは、ビジョンに掲げた「多職種で構成したチーム医療」の実現のためです。採用の点で不利になるのは避けたいと考えました。中区であれば、歯科衛生士、歯科技工士、管理栄養士、保育士を養成する学校もそれほど離れた場所ではないので、それが決め手になりました。

また開業することを決めたときから〝地域の交流の場にしたい〟という思いもありましたので、広い待合室を構えられるところで、外から見てもクリニック内部の雰囲気がわかるような1階であることも具体化できました。

⑤〈When〉時間軸

おぼろげながら、事業計画のプランニングにより「多職種で構成したチーム医療」とのビジョンは、5、6年後には達成しているはずだ、と思っていました。6年後の時点で、チーム医療が完成していると想定すると、そこから逆算して開業から3年後くらいには、理想とする職種のスタッフが揃っているのがベストです。しかし開業当初から歯科技工士や管理栄養士、保育士などをいきなり揃えるのは、人件費などを試算すると現実的ではありません。なので、当法人でも開業時はスタンダードに歯科医師、歯科衛生士、受付、歯科助手の4職種のスタッフのみでまずはスタートしました。そこから徐々に多職種のスタッフを増やしていく計画をたてたのです。具体的なプランとしては、開業から2年後には歯科衛生士を新卒で採用、予防型のユニットの導入も計画し、開業前の準備期間の1年を含めて理想のクリニック像の達成から逆算して開業時期を決めました。

このように事業計画は、最初に理念を決め、次に自分の夢（ビジョン）を書き出し、それを4W1Hで細分化してプランニングしていきます。このようにして、開業前に作った事業計画のおかげで無事にここまでたどり着くことができました。

開業から6年で開業時のビジョンは達成

開業前に練った事業計画のとおり、開業から6年で「カウンセリングを主体として多職種で構成するチーム医療をしたい」は達成されました。「多職種で構成するチーム医療」が実現できると、独自のカウンセリングシステムの構築もできたのです。思い描いていたとおりになりました。

現在、当法人では赤ちゃんから終末期の全世代の地域の皆様にご来院いただき、一般診療、訪問診療のほか、インプラント、矯正など自費治療など包括的に治療をおこなっています。開業から3年目で訪問診療を始めたときには、すぐには機材もスタッフも揃いませんでしたが、少しずつ理想に近づき、それも今では順調に実施できるまでになりました。院内歯科技工所は3年目に完成しています。今では外注も受けられるラボラトリーとなりました。

スタッフはスタンダードな4職種でスタートしましたが、現在は多職種のスタッフも在籍し、特に保育士については4名もおります。職種でいうと、歯科医師、歯科衛生士、歯科技工士、歯科助手、受付、保育士、管理栄養士のほか、人事、総務、訪問歯科のアシスタントなど法人を運営していくためにあらゆる職種のスタッフ陣容が揃っています。法人から外に出て、施設に訪問診療にいくと、そこではケアマネージャー、訪問介護、訪問看護師など、多くの職種の人と一緒に仕事をする機会もつくれるようになりました。

開業場所は、自分が理想としていたとおり、広島中区の市街地のややベッドタウン寄りのところで、1階のテナントで開業することができ、現在に至っています。待合室ではご近所同士の患者様がバッタリ会って話が弾んでいたり、小児歯科にきている子供たちが仲良く遊んでいたり、院内はとても明るい雰囲気で地域の交流の場にもなっていることがとてもうれしいです。

当法人の開業時のビジョンは、おかげさまで6年を経て達成できました。開業前から事業計画をプランニングし、ゴールを決めて逆算していけば、全部は叶えられなくても、少しずつ理想は実現していくことができるのではないかと思います。たとえ結果的に理想が叶えられなかったとしても、その理想に近づけることができれば、それでいいのではないでしょうか。

CHAPTER

4

開業を成功させる「財務戦略」

SECTION 01

「財務戦略」は丸投げではクリニック経営は破綻する

歯科クリニック経営の昔と今

理念と事業計画ができれば、開業からの大まかな流れと資金計画もおおよそは見えてきます。となれば、次は財務についてです。

ひと昔前の歯科クリニック経営は、歯科医の数に対して患者数も十分にありましたので、特に施策をしなくても地元で開業するだけで集患もできましたし、利益の確保もできていました。なのでその当時は、本書で伝えている開業を成功させる開業戦略の立案などは不要。もし仮にそんなことをやっていては、そこに診療の時間がとられてしまい、かえって不利益が生じてしまうような状況でした。

しかしこの先は、少子高齢化の加速と同時に人口の減少が進み、当然、患者数も減っていきます。それに加え、今の日本においては賃金の上昇は課題でもあり、今後の人件費の増加は否めません。インフレも気になりますし、さらには新しい設備投資も当然していくことになります。このようにお金が残りにくい要因が重なっている昨今ですから、これからクリニック開業をするのであれば、特にお金の管理に関する知識は大切です。それがないまま開業を進めてしまうのはその後の経営が非常に危うい状況であると考えています。

会計事務所に丸投げでは経営は危うい

それにしてもこの重大な財務管理を会計事務所に丸投げするクリニックが多いのはなぜなのでしょうか。丸投げは確かにラクでいいですが、事務所側も正直そこまで責任を取ることはできません。言ってしまうと手が回らないのが現状です。会計事務所との契約の基本は申告と帳簿付けですから、クライアントの財務管理までできているところは、一般的に言ってもごく少数にとどまると考えるのが正解だと思います。なので会計事務所にお願いするのはいいのですが、すべて丸投げではなく、自身でもひとつひとつのお金の動きについて「これでいいんだろうか」とひと呼吸して考えることが大切です。

情報過多な時代ですから、溢れるような情報の中から自分に合った財務管理の方法を見つけるのが難しい昨今でもあります。本章では資金計画書の作り方も伝えていきますが、あわせて便利なツールも用意していますので、財務管理にはぜひそれを使ってください。これをつかえば、あまり難しく考えることなく、ラクして資金計画書をつくり、自身で財務戦略を練っていくことが可能になります。完璧は目指さなくいいのです。70点から80点でくらいの気持ちで気楽に取り組んでいってください。簡単に資金計画がつくれるようなツールを使えば、すべて丸投げで人任せにするようなこともなくなるはずです。

補足ですが、自分で資金計画書をつくったあとは、会計の専門家（会計事務所）にみてもらうのが適切であると考えています。

クリニックの開業を考えたら、まずは財務について学んでおく

クリニックの開業を考えたら、財務についてもきちんと学んでおきましょう。開業には時間も労力もかかるので、開業すること自体がゴールになりがちですが、実はそれは単なる通過点にすぎないことを忘れないでください。開業後の経営がうまくいくように、いまのうちから資金計画書の作り方や開業資金の調達、開業後のお金の流れなど、財務全般について学

んでおくことが大切です。

自力で財務管理の把握ができると戦術の武器になる

自身である程度の判断がつくくらいにお金に関する知識が深まっていると、開業後の経営で具体的な戦術を進めていくときに良い武器となります。財務管理の把握が自分でできると「人材採用計画の見通しがつく」「金融機関が積極的に融資をしてくれる」「理想通りのクリニック運営ができる」という、この3つのことが現実として自身の手に入るので、ぜひお金に関する知識は習得してください。

・人材の採用計画の見通しがつく

理念を明確にして開業戦略を立案し、その裏付けのために資金計画書を5年分作成していれば、人材確保の見通しがつきます。その5年分の資金の推移から、3年後にどのくらいの資金が貯まって、そのうちのどのくらいを人件費として充てられるのかが明確になり、従業員の採用人数と採用活動のスケジューリングが可能です。

・金融機関が積極的に融資をしてくれる

資金計画が明確で、返済の経過まで見えるクリニックには、当然、金融機関もお金を貸しやすいですし、むしろ借りてもらいたいとさえ思ってもらえるようになります。

・理想通りのクリニック運営ができる

理念や事業計画に基づいた資金計画なので、経営判断にブレがなく、最終的にやりたいことが実際にできる状況になっていきます。理想のクリニック像が言語化・数値化できていると、通常は遠くに感じてしまいがちなクリニックの未来が現実のものとなり、理想通りのクリニック運営ができるようになるのです。結果、「開業してよかった」となります。

資金調達の成功のカギは「事業計画書」と「会計事務所」

資金調達を実行するときには、順番が大事です。いきなり金融機関に行っても取り合ってもらえません。金融機関に融資の交渉をするときには、事業計画と資金計画書をあわせて「事業計画書」として持っていきます。きちんと練られた「事業計画書」をもとに融資は検討されていきますので、準備をしてのぞんでください。

会計事務所のなかには資金調達に強い事務所もありますし、開業後の節税や経費について経理まわりのことを見てくれる事務所もあります。なのでこの際、こちらの望むことをやってくれる会計事務所を味方にしておきましょう。すでに伝えているように事業計画は自力でつくることを推奨していますが、数字の面では会計事務所にしっかりとサポートをもらうことが大事です。例えば開業時の採用にかかわる人件費は意外とお金が掛かりますが、金融機関からすると経営との関連性は薄いと捉えられがちです。しかしこのような場面でも、開業サポートの場数を踏んでいる会計事務所が支援してくれると、何かと心強くスムーズに交渉も進みます。

SECTION 02

資金計画書とは

開業前につくる3つの資金計画書

資金計画書は、前章で作った理念と事業計画をもとに、それを実現するための必要な資金計画を書面にしたものです。本章では開業前に作成しておくべき3つ資金計画書「開業初年度資金推移表」「開業時貸借対照表（バランスシート）」「5年分資金推移表」について解説していきます。

①開業初年度資金推移表……開業した初年度の各月の収支計画の推移表
②開業時貸借対照表（バランスシート）……自己資金と借入金が一目でわかる表
③5年分資金推移表……5年分の収支計画の推移表

これらの表を開業する前に作成できると、事前の課題に気づけます。

①開業初年度資金推移表を作るメリットとその活用

開業初年度資金推移表は、開業から初年度1年分の各月の収支計画です。医業収支をざっくりと把握し、初年度のどのタイミングで収支がプラスに転換するのかの予想をたてます。

開業前に作った数字は、あくまでイメージです。現実ではありませんから、開業後は推移表を自身でつくる、もしくは、会計事務所に推移表を作成・出力してもらって、実際の推移表で実績と予測とを見比べてみます。予測よりも収入がよかったという気づきがあるかもしれませんし、意外と経費がかかってるところもあるかもしれません。見比べて経営改善に役立てていきます。

見るべきポイントは、最後の月の医業利益がプラスになっているかどうかです。開業した当初は、どのクリニックも赤字経営ですがそれが事業というものであるとも思っていますし、融資をしてくれる銀行も同様に捉えてくれます。しかし、計画上で1年を経ても医業利益がプラスになっていないようであれば、計画性がないクリニックであるとみなされてしまうか、クリニックの経営資金のことが理解できていない経営者であると思われてしまいます。なので最終月の医業利益がプラスになるように、初年度の資金推移表は仕上げていきましょう。

仮に開業初年度資金推移表の最終月の医業利益がマイナスであった場合には、収入よりも支出の方が多いのです。となれば「金融機関に返済する元手がない」ということを意味しますから、融資を検討してくれている金融機関からは、「お金を返す気のないクリニック」として見られてしまいますので、ここは気をつけて作ってください。こうなってしまうと、医療クリニックといえども融資が通ることは難しいでしょう。

ひとまず自分のイメージに沿って資金推移表

開業初年度資金推移表（抜粋）

		2023年4月	2023年5月	2023年6月	2023年7月	2023年8月	2023年9月	2023年10月	2023年11月	2023年12月	2024年1月
	接待交際費	0	0	0	0	0	0	0	0	0	0
	減価償却費	0	0	0	0	428,668	428,668	428,668	428,668	428,668	428,668
	その他管理費	0	0	0	0	355,000	355,000	355,000	355,000	355,000	355,000
	支払利息	0	103,610	103,610	103,610	103,610	103,610	103,610	102,939	102,268	101,590
販管費合計		365,000	468,610	468,610	468,610	2,372,778	2,372,778	2,372,778	2,3722,107	2,371,436	2,715,760
医業利益		−365,000	−468,610	−468,610	−468,610	−611,178	−487,978	−364,778	−240,907	6,164	−91,760
資金繰り	運転資金	28,919,109									
	元金返済（−）	0	0	0	0	0	0	536,679	536,679	536,679	536,679
	減価償却費（＋）	0	0	0	0	428,668	428,668	428,668	428,668	428,668	428,668
	生活資金AND納税資金（−）	0	0	0	0	350,000	350,000	350,000	350,000	350,000	350,000
	保険収入入金額（＋）	0	0	0	0	600,600	646,800	2,094,400	2,248,400	2,448,600	2,648,800
	保険収入（−）	0	0	0	0	2,002,000	2,156,000	2,310,000	2,464,000	2,772,000	3,080,000
資金変動額		28,554,109	−468,610	−468,610	−468,610	−1,918,510	−1,918,510	−1,038,389	−914,519	−775,248	−980,970
累計資金残高		28,554,109	28,085,499	27,616,889	27,148,279	25,214,369	23,295,859	22,257,470	21,342,951	20,567,703	19.586,723

をつくってほしいのですが、もしつくってみて最終月の医業利益がマイナスになってしまうような場合には、前提を見直して収支を改善していきましょう。開業する前ですから、どのような対策をしていけばいいのかをこの時点から判断できるのがこの開業初年度資金推移表をつくる利点です。下手すると年単位でかかってしまう対策も、開業前にこの資金計画書を作って回避できるのは大きなメリットです。実際に開業してから検討するとなれば、すでに前提となっている賃料や人件費の変更は難しいのが現実。ほかにも集める患者数を増やすための努力をしたり、提供する医療サービスの特徴を全面に出して広告をしたりするなど、医業利益を増やしていくことも考えていきましょう。

②開業時賃借対照表を作るメリットとその活用

開業時貸借対照表は、自己資金と合わせて銀行融資や他で借りてきたお金が、何に使われたかが一目で分かる表です。英語ではバランスシートといいます。大きな設備に掛ける必要資金額が分かるため、融資してもらう銀行にも提出する大切な書類です。

クリニック開業時の開業時貸借対照表を見てみると4つのカテゴリーにわかれます。開業時貸借対照表を参照してほしいのですが、左側が資産で「運転資金」「設備費」、右側が負債で「借入額」「自己資本金」の4つです。

「運転資金」は事業を回すために必要なお金です。医療クリニックで診療をして患者様から直接受け取る診療費は3割の負担金ですが、残り7割の国が負担してくれているぶんは2ヶ月遅れで入金になります。2ヶ月遅れの入金なのに、家賃や従業員の人件費は、それよりも前にかかってくる費用ですから、ある程度の蓄えがないと事業自体が回っていきません。そのために必要なお金が「運転資金」ということになります。

つぎは「設備費」についてです。購入すべき機械だったり、クリニック内の内装やチェア、看板などの購入に使う費用になります。

開業時貸借対照表

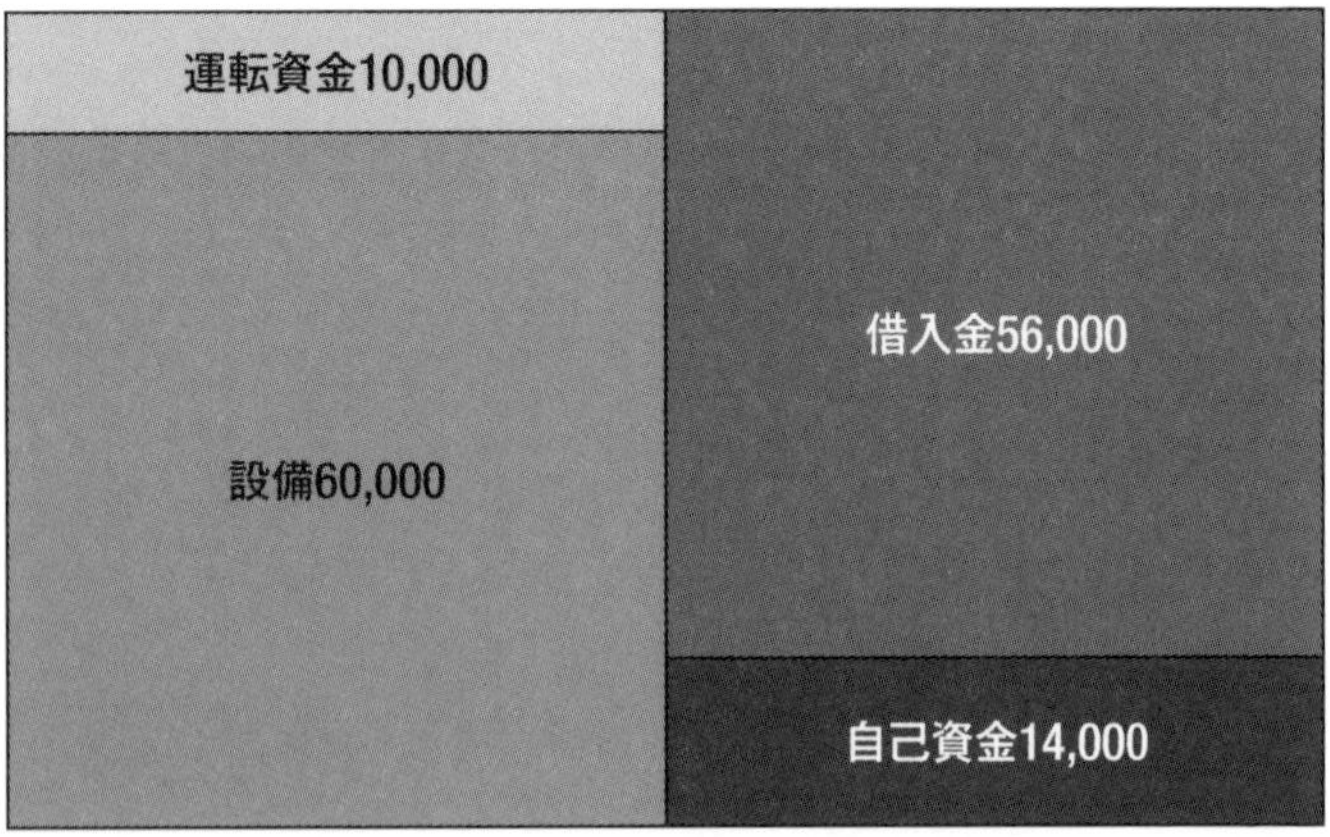

表の右側の「借入額」は、金融機関や親族からの借り入れ金のことです。自己資本以外の他人資本を意味します。

「自己資金」は、個人が自分で開業するために貯めたお金です。個人の貯金の中から開業に回せるお金を意味します。

参照している図表でいうと、例えば運転資金が1000万円で設備で6000万円かかる資金計画の場合、合計で7000万円資金が必要であることが図表からわかります。ではどこからそのお金を引っ張ってくるかというところで、右側の負債を確認します。この図表では、金融機関から5600万円借りて、自己資金は1400万円。合計7000万円のお金が用意できるということがわかります。

このように開業時貸借対照表をつくると、開業時の事業に必要なお金や設備が一目瞭然です。

この図表のように自己資金がある程度は用意できている場合はいいのですが、開業をしようとする人が自己資金を1円も準備していないというのは、融資をする金融機関の側からすると、あまり気持ちのいいものではありません。開業に備えて、ある程度の自己資金は準備をしておきましょう。

③5年分資金推移表を作るメリットとその活用

5年分資金推移表では、5年分の各年の収支を把握します。この推移表では、5年後という少し遠い将来の数字を考えるので、いま何をすべきかに気づくことができます。開業後からの5年間の推移から、開業時の立地や人員採用の判断の元として活用が可能です。

開業前につくり、開業してからそれを定期的に確認していけば、将来のイメージをより明確にできるメリットがあります。例えば、開業して半年から1年を経て「開業時にはこんなこと考えていたんだ」「予想ではここまで売り上げがあがると思っていたんだ」など、開業してから実際に業務をはじめて見えてきた資金の流れや人員・患者様の動向をより正確にイメージがで

資金推移表（抜粋）

		1年目	2年目	3年目	4年目	5年目
		2023年度	2024年度	2025年度	2026年度	2027年度
■現預金期中増減額						
1日当たり平均利用人数（人）		12	22	25	28	30
1回当たり報酬単価（円）		7,000	7,000	7,000	7,000	7,000
1ヶ月当たり稼働日数（日）		22	22	22	22	22
労働分配率（％）		45	39	47	46	43
現預金期末残高		0				
■営業キャッシュフロー						
医業収入	保険診療収入	21,406,000	40,656,000	46,200,000	51,744,000	55,440,000
	自由診療収入	1,60,000	3,600,000	4,200,000	4,800,000	5,400,000
	収入合計	23,006,000	44,256,000	50,400,000	56,544,000	60,84,000
原価	材料費	4,601,200	8,851,200	10,080,000	11,308,800	12,168,000

きるのです。その上で、その5年分の推移表を見るようにすると、客観的に開業後のクリニックの経営を振り返ることができます。「これは非現実的だった」「こうすれば、もしかしたら、もっと理想のイメージに近づくことができないかもしれない」などということもありえます。

長期的視野で理想のクリニック実現の戦術を立てる

5年分資金推移表で見るべき箇所は5年後の残高がプラスになっているかを確認してください。生活費や納税額も踏まえて、プラスになっている計画書ができてれば合格です。この推移表は、未来のクリニック像をよりイメージするために活用します。ビジョンを見据えて長期的視野を持てると、開業する前や開業時の意思決定と軌道修正に役立てることができるのです。

仮に5年後の1日患者数を30人と設定し、いま現在、開業前で立地を選定をする段階に入っているとします。大きめの物件にするか小さめの物件にするか、2つの立地候補に悩んでいますが、チェア1台につき大体1日6〜7人の診療が可能であると考えると、もし大きめの物件で決めてしまえば入るチェアはマックス6台、でも小さめの物件だったらマックス4台です。小さめの物件でマックス4台のチェアで稼働しても、診療できるのは24人から28人ぐらいですから、5年後の目標の1日30人の診療には届きません。そうなると、将来のビジョンと合わないわけです。だとすれば、小さな物件の方が家賃は安いけれど、ここであえて大きめの物件を選び、最初は3台で稼働して残りのスペースは休憩室や院長室として使って、経営が軌道に乗ってきたら、1台ずつ増やして5年後には30人の患者数が診療できるように6台のチェアで稼働していければいい、というよう

3つの資金計画表のまとめ

	開業初年度資金推移表	開業時貸借対照表	5年分資金推移表
どんなことが分かるか	開業初年度の1年間の各月収支が把握できる。お金の収支がざっくり分かるようになる	自己資金と借りたお金が何に使われるか一目で分かる。英語でbalance sheetというが、自己と自己以外（金融機関や他人）のお金のバランスが見れる資料	5年分の各年の収支が把握できる。遠い将来の数字を考えることで、今、何をすべきか気づきがある。
開業時のメリット	事前に課題に気づくことができる（後述）	大きな設備の必要し金額が分かる→融資に必要な書類	開業時の立地や人員の意思決定に役立つ（後述）
開業後のメリット	開業後の収支と見比べて経営改善に役立てる	あまり使う場面はない→開業「後」の貸借対照表をチェックしよう	定期的に作成や閲覧することで将来のイメージをより明確にできる
何をみれば良いか	最終月の医業利益が＋になっているか（資金変動＋がより良い）	自己資金が資産の部合計の20%以上あると融資は通りやすい。最低でも10%はあった方が良い	5年後資金変動が＋であればOK

な計画が可能になります。

実は開業時には、こういったことに自分自身では気づけていない場合があります。開業することに精一杯で長期的な視野に立つことが難しいからです。

この5年分資金推移表を作っていくときには、自分のビジョンに沿ってクリニックの展望をだしていきます。そこから数字に落として込んでいくと、その実現には資金はどれぐらい必要なのか、どういう立地選定がベストなのかなどが見えるからです。このようなことからも、やはり具体的なビジョンを描いておくことが大切になってきます。

読者プレゼント「開業資金計画書フォーム」

開業資金計画書の作成は、私どもの沢田公認会計士事務所で作成したExcelデータを使って作成してください。インプットシートに項目の数字をいれるだけで、作るべき3つの資金計画書「開業初年度資金推移表」「開業時貸借対照表」「5年分資金推移表」が誰でも簡単に作れるものとなっています。

SECTION

03

開業資金計画書の作り方

事業計画に基づいて開業資金計画書を作成しよう

「開業初年度資金推移表」「開業時貸借対照表」「5年分資金推移表」を作っていくには、次の項目の数字が必要です。あくまで事業計画に基づいた自身の理想を数字に反映してみましょう。

開業資金計画書作成に必要な項目

- クリニックの名前
- 資金支払い時期
- 保険収入
- 自費収入

- 原価率
- 給与
- 地代家賃
- 開業初年度の1日あたりの利用人数
- 生活費
- 賞与
- 接待交際費
- 現金預金（運転資金）
- 自己資金
- 薬品診療材料
- リースや割賦
- 建物（耐用年数の概念も合わせて）
- 土地や敷金補償金
- 車両
- 医療機器

・器具備品
・開業費（内覧会の開催、印刷物、備品・消耗品費、開業のための打ち合わせ食事代）
・礼金（賃貸の場合）
・歯科医師会の入会金
・借入金

なお、資金計画書を見ていくときに、営業収入と粗利益はつぎのように計算します。

営業収入＝保険診療収入＋自費診療収入
粗利益＝営業収入－原価（収入に対応した経費）

資金計画書でみるべき箇所は医業利益です。繰り返しになりますが、開業時には医業利益の最終月がプラスになる計画を作っていきましょう。先ほども伝えたように、ここがマイナスになってしまうと「やる気があるのですか」と思われてしまいます。医療クリニックを続けていくのには当然ですが資金が必要で、その資金がなくなってしまえば治療行為そのものができなくなってしまうからです。

利益から逆算して、人をどのくらい雇用してもいいのか、さらに固定費、変動費の調整もできるようになってくると、目標となる売上が逆算できるようになります。どれだけのコストが掛けられたら、どれだけ患者数がみられるのか。どのような治療ができるのか。これを数字に置き換えて、収入はどれくらいになるのか計算できるようになっていきましょう。

開業初年度資金推移表作成のポイント

労働分配率は低い方がいいです。大体50％であれば優秀

労働分配率＝人件費（専従者給与と給与、賞与、法定福利費、生活費）÷粗利益×％

60％を超えるときは、計画の見直しをします。収入がなぜ低いのか、人員構成はこれでいいのか。そして特別な理由がある場合は「将来的にこの方がいいという確信がある」などを具体的に示すようにします。そうでなければお金はどんどん減る方向になってしまいます。一般的に生活費は人件費に含めません。しかし、実質的に院長のこづかいや給与としての性格がある点や、これを機会に生活を見直してほしいという想いから生活費を人件費に含めてい

ます。

開業時貸借対照表作成のポイント

開業時貸借対照表は、資産の部と負債の部の差し引き合計を合わせます。当然ですが、過不足がないようにしてください。

5年分資金推移表作成のポイント

開業戦略の通り遂行できたとしても、開業初年度は基本的には赤字になる傾向が強いのもですが、5年後の医業利益はどのくらいになるでしょうか。ここをざっくり1千万円以上の利益を確保できるような資金計画ができたらベストです。ちなみに、お分かりかと思いますが営業利益は、収入から経費を引いた額です。

5年分の資金推移表は、まずは5年目から目標値を決めて記入し、逆算して遡っていくのがお勧めです。5年後の未来から考えていくと、その手前にある1～4年目を定めていくときに小さくまとまるようなことにはなりにくいからです。

また初年度から5年で急に大きくクリニックを成長させてしまうと、収入は上がっていくけれども採用した人員が辞めていくというような事態にもなりかねません。最初の数年は100％くらいの成長度合いで、4年目以降は20％成長以内をお勧めしています。

経営するためには、医業利益の数字をある程度は確保できていることが前提ですが、ここで覚えていて欲しいのは、未来の振れ幅を左右するのは「人件費」であるということです。1～5年の間のスタッフ数が非常に重要なカギとなり、増えればその人数だけ診療できる人数が増えていきます。

また、すでに伝えているように、狭すぎるクリニックでは途中で引っ越しも考えなくてはなりません。もしも将来的に人員を増やして収入を上げていく計画があるのであれば、最初から広めの物件を契約しておくことを推奨します。

これは個人的見解ですが、拡大傾向の方が利益は出しやすいのは事実ですが、クリニックを大きくしていくだけがクリニック経営の正解ではないと思っています。ビジョンが明確で、小さくても自分の望む治療が実現できているのであれば、それが一番です。

医業利益がでていても借入金返済や納税を加味すると赤字というのはよくあることです。これは何を意味しているかというと、医業利益があっても元金返済や減価償却をプラスしてさらに生活費を引くと、手残りはマイナス。実際に手元にのこるお金が減っていくという意味です。

お金が減っている原因が特定できないと、見た目は利益が出ていてもいわゆる納税や返済、設備投資に必要な資金を増やすことができないので、そこは気をつけていきましょう。それを防ぐには、資金繰り表も合わせて作成するがお勧めです。

SECTION 04

必要な収入に到達するためにできること

クリニックの収入を構成する要素は3つ

アメリカの著名な経営コンサルタントのJ・エイブラハムは、収入を構成する要素を、単価数量、リピート率で表現しています。

収入＝単価×数量×リピート率

これを歯科クリニックにあてはめてみると次のようになります。

医業収入＝診療単価×患者数×リコール率

ここから考えて、歯科クリニックが収入を上げるためにまずできるのは、自費診療のメニューの追加とその料金を上げることです。

自費診療メニューは開業時から用意する

開業当初から自費診療のメニューは最低でも一つは作っておいてください。

患者からすると、自費診療メニューはクリニックから提示されなければその内容を知ることはできません。当然、その治療を受けようと思うきっかけもないので、まずメニューをつくること自体が先決です。

とりあえず一つ作ってから、セミナーを受講したり学校に通ったりしてインプットを続けて腕を上げつつ、扱う自費診療の幅をひろげ、メニューを追加していきます。ただしメニューが増えすぎると患者は選ぶのに迷ってしまいますから、「松・竹・梅」の選択肢を3つ用意してください。人の心理的として「松・竹・梅」の選択肢があれば、だいたい真ん中の「竹」を選択する傾向があります。その真ん中のメニューを主力の自費診療メニューとして置いておきます。自費診療の料金は、一番高い「松」のメニューでも患者がぎりぎり手が届く単価で設定するのも一つの工夫です。

保険診療は「か強診」の算定ができるようにする

保険診療においては、加算が取れる「かかりつけ歯科医機能強化型歯科診療所（か強診）」の届出をしておきます。設備要件を満たしているクリニックで患者件数を意識した診療をしているのであれば、届出をして認められると保険の点数が加算されるというものになります。か強診は訪問診療実績等かなりのハードルがあります。開業時にすぐにできる届出ではないとしても、収益をあげるためにはぜひ目指していただきたいことです。

患者数増加のためにできること3つ

①チェアを増設する

患者数増加のためにできることですが、1つはチェアの増設です。これは卵が先か鶏が先かみたいな感覚で、患者数はあるのに捌ききれないからチェアを増やすのか、チェアを増やすから患者数が増えるのかは微妙なところではありますが、ご自身の感覚でチェアを増やしたほうがいいと思うのであれば、それが適切だと思います。

②治療時間を短縮する

２つ目は、治療時間の短縮です。例えば20分かかっていた診療時間を数分単位で短めにすることによって、１日あたりの診療患者の増加を図ります。常に待ち時間が長く、患者が通院を考えてしまうようなことにならないように、質を落とさずに１日の一人当たりの診療時間を短縮できるような工夫を欠かさないことです。

③広告宣伝をする

３つ目は、広告宣伝です。広告宣伝の方法は幅広く多岐にわたります。ホームページ、看板、紙媒体などいろいろありますが、どれも出したからといっていきなり効果が出るものではないことは覚えておいてください。どれも先行投資でじわじわとあとから効果が出てくるものですから、ある程度予算が取れるのであれば、先にここにもお金をかけておくべきところです。少なくとも、初めて来る人やクリニックのある町に住んでいる人が迷わずに来れるように、場所を知ってもらって道に迷わぬように広告をだすのは最低限でもしておくのがよいでしょう。

リコール率を向上する

①リコール通知

リコール通知は積極的に出しましょう。診療が終わった後に次回の予約をいれますが、患者はその予約をうっかり忘れてしまうことはよくあることです。ハガキやメール、ショートメールなどでリマインドをすることによって、再診の割合を増やしていきます。

②カウンセリングを実施する

治療の離脱がないように、カウンセリングで治療の方向性の説明をし、必要性の認識してもらいます。再診を続けていくには「それは治療に行かないといけないよね」と思ってもらい、自分自身のためになることを理解してもらいましょう。

SECTION

05

事業融資を受ける

医業は融資に有利。ゆえに開業後の経営に苦しむケースも

すでに伝えていますが、クリニックを開業するためにかかる費用は、一般的におおよそ4千万円から6千万円程度と言われています。そうなると当然、金融機関から融資を受けるわけですが、医業であることは融資を受けるのに非常に有利に働きます。

理由は、日本の医療が国民皆保険制度であるからです。患者は受診すると基本は3割の自己負担分をクリニックに支払うだけでいい。のこりの7割は国の負担です。2か月後に必ず国からクリニックに振り込まれてくるものなので、金融機関からすれば取りっぱぐれのない収入の見通しがたつ業種であると考えられています。なので、クリニックを開業するという話になれば、出来レースのように、金融機関はすぐに融資を決めてくれるのです。

これはクリニックを開業する我々にとっては大変ありがたい話ですが、その反面で危惧さ

れることもあります。融資があっさり決まってしまう業種であることで金融機関に採まれることがないために、経営を実際にはじめてから苦しむケースも見受けられるのです。

例えば飲食店の融資は非常に厳しい審査を通らなければなりません。そのため、開業後の資金計画や事業計画を入念に考えて金融機関に融資の交渉に出向くのに対し、医業で融資を通す場合には、そこまでやらなくてもラクに融資がおりてしまいます。開業後の経営を真剣に考えることなどしなくてもよいわけですから、クリニックを開業して設備投資や人件費などあちこちに支払いをしてはじめてその後の返済計画や納税の大変さに気づくことになるのです。その時点ですでに取り返しのつかない状況となってしまえば、そこから巻き返しをはかるために頑張るしかないという流れになってしまいます。

融資の面談では、事業計画を自身で語れ

とはいえ金融機関はあらゆる面から融資するかどうかを定めてきます。自身のクリニックの事業計画ですから、自分で説明するのが筋です。

なので繰り返し何度も言うようですが、開業する前に事業計画や資金計画など開業後のシ

ユミレーションをしておくことが非常に大切になってきます。開業後はクリニックで診療に力を入れるために、経営のパートナーとして会計事務所を味方につけることはもちろんですが、ここまでの話で何度も申し上げているように、まずは開業後の経営が成り立つのかを自身で考えて事業計画書を作成し、それを会計事務所に見てもらって融資の相談にいってください。会計事務所との間でやりとりを何回か繰り返して「これでいきましょう」とGOサインがでたら、金融機関にアポイントを取り、融資のための面談に臨みます。

金融機関での面談の折には、院長としての想いを伝え、同席してもらっている会計事務所に数字の面はサポートをもらいながら、ここに至るまでに練り上げた事業計画を話してください。融資申込の際は、面談時にしっかりとあなたの想いをぶつけます。その際には、自身でたてた開業戦略をどのように金融機関の担当者に説明できるかがカギです。

金融機関が融資を決める際には、院長の熱意もみていますが、事業計画書の数値も見られています。お金を返してもらえるかどうかの判断のためです。本書のここまでの話で、実際に理念やビジョン、資金計画書や、事業計画をつくっているわけですし、一般的にこれらを自分でつくっているなんていう人はごく一部の稀な人ですから、それだけでも融資にはプラスの評価になります。

話が前後しますが、クリニック開業の融資にあたっては、会計事務所の力を借りるのが得策です。一般的にクリニック開業の際には、会計事務所が融資につながるように事業計画や資金計画書をつくり、また詳細な月ごとのキャッシュフロー計画書も提出もしてくれます。ただし本書では自身で事業計画を作ることを推奨していますので、自分でつくった計画書の場合にはその数字の正確性を確認してもらい、開業後の資金の見通しなども把握してもらいましょう。会計事務所はそれらの融資に関わる書類を揃えるのも仕事です。その結果、金融機関から提案された融資額と条件を、会計事務所のアドバイスを仰ぎながらこちらで最終的に判断し、融資が正式に決まる流れです。

融資の面談にいくのに、素手でいきなり金融機関に行くのはやめた方が無難です。結局「事業計画を作ってください」「会計事務所に相談してからきてください」などと言われて、追い返されるとは言いませんが、面談の意味がなくなってしまうだけです。

理想通りの融資金額や条件にならなくても

融資が実行されても、それが理想の金額でなかったり条件ではなかったりする場合でも、融資を受けて開業できるのであれば、開業後に利益を出すという意気込みでいきましょう。

金融機関から融資はクリニックの開業であればそれほどひどい条件ではないというのが大前提にありますが、まだ続いている低金利の時代であれば1％～2％で融資を受けられると思いますので、ここであまり粘るのもよくありません。他の業種であれば、3％や4％の金利が条件になるケースもありますし、金融機関から融資が引けない場合には、10％のローンやビジネスローンで開業してしまう人もいる。それを思えば、開業して経営にすすむことに何の問題も躊躇も必要ありません。次の経営のステージに進んでいきましょう。そこから理想の設備や人材に投資をしていくほうが良いと思います。

それに開業して事業計画通りに経営がされていれば金融機関からの信頼も増します。そうなれば、向こうのほうから「お金借りてくれませんか」と言ってくるようになります。

CHAPTER 5

開業を成功させる「マーケティング」

SECTION
01
歯科クリニックにおける「マーケティング」の考え方

クリニックにおける理想のマーケティング戦略

マーケティングとは、一般的にいうと「お客様がサービスを利用してくれる仕組みづくり」です。これから開業するクリニックに置き換えれば「患者がクリニックを利用してくれる仕組みづくり」ということになります。クリニックの収益もこのマーケティングに左右されますので、マーケティング理論に沿ったものにしていくと効果的です。

歯科クリニックで理想的なマーケティングをおこなっていくには、自身の視点・スタッフの視点・患者の視点の3つが重なり合う部分を軸に取り組むことが大切になります。自分が作るクリニックですから、どうしても自分の視点だけで開業してしまいがちですが、それではスタッフも患者もついてはきません。

ではそれぞれの視点で見ていくことにしましょう。

自分の視点、いわゆる院長自身の目線についていえば、開業しようと決めた時点でそのクリニックでどんな治療をしていきたいのか、理想とする立地はどんな場所なのか、希望する外観のイメージはどんなものなのかなどはすでにあると思います。

では一緒に働くスタッフの視点はどうでしょうか。スタッフもまたそれぞれにやっていきたい治療や働く環境、受け取る給与などのイメージがあるはずです。

マーケティングになると、ここに患者の視点が加わります。どんな治療を受けたいのか、どんな雰囲気のクリニックであったら通院したいのか、またここにもイメージがあるはずです。

クリニック診療を開業後もずっと続けられる経営をしていくには、患者の視点とともに院長自身とスタッフの視点が加味されることが重要になります。

なかなか難しいのですが、この三つが重なるマーケティング戦略を見つけるのが理想です。

患者になったつもりで来院前から来院後までを一貫して考える

院長やスタッフ、来院する患者がそれぞれの立場で有益で嬉しい仕組みづくりをするためには、開業前のマーケティング戦略を立てることが大切です。一般的に歯科クリニックがマーケティングに取り組むことになるのは、経営が厳しくなったとき。しかしこのタイミングで困るのは院長のみです。実際に経営困難になり給与報酬額が減ったり賞与がなくなったりすればスタッフにも影響は出ますが、まだ「厳しくなった」くらいの時点ではスタッフには実感もありません。なのでマーケティングに真剣に取り組むことなどほぼないと言ってもいいでしょう。患者からしてみればなおのこと、患者自身の視点で別のクリニックを探して転院すればいいという話になってしまいます。

クリニックのマーケティング戦略は、患者の来院前から来院後までを一貫して考えるところからはじめてください。開業して患者が来院する前に考えるべきは「立地」です。どこにクリニックをつくり、どのようにして「集患」していくかになります。患者が来院するときに考えるべきは、どのような医療サービスを提供するのか、どのような受付をするべきなのかなどの「ソフト」です。患者の来院後に考えるべきは「予防」です。予防が必要な患者に、予防につながるアフターケアをしていきます。

SECTION 02

立地～不動産立地の知見

立地の選定は専門家に依頼。もしくは知識をつけて自力で探す

ここからは患者になったつもりで、開業前のクリニックのマーケティングを一緒に考えていきましょう。まずは、来院前に考えるべき「立地」についてです。

よくあるのが、歯科材料卸業者やメーカーが提案してきた立地を選んでいるケースです。たしかに彼らは歯科業界のプロフェッショナルではありますが、歯科クリニック開業のための立地を選ぶプロフェッショナルではありません。彼らが薦めてくる物件の中にも良いものもありますが、基本的には博打と考えてください。立地については、歯科材料卸業者やメーカーではなく、改めて立地マーケッターのプロフェッショナルにお願いするか、自分自身で知識を身につけて理想の物件を探すのが王道だといえます。開業する時の立地選びは、最終的に一つに絞るにあたり、複数の物件を比較した上で決定するのが健全です。

事業継承する場合も自分で考える

親からの事業継承の場合、立地についての検討を不要と考える人もいますが、これから自身でクリニックをやっていくわけですから、本気で開業を成功させたいと思うのであればやはり改めて自分で立地についても考えるべきです。もしかすると、開業するにあたり今の場所を事業継承するよりも、ほかに理想に叶った場所があるかもしれません。

ここをどのように考えていくかですが、自分が開業後に働く時間を30年間として、そのまま事業継承したときの長期利益と、新しい場所で開業したときの長期利益はどちらが良いのか、で判断します。

前章で5年分の資金計画書を作りましたが、それを単純に30年分にしてざっくりと見積もってください。移転や内装にかかる費用も勘案しているので、移転した方が利益は出にくいと考えがちですが、実際にシュミレーションしてみると思わぬ結果になるケースもありますから、ここも侮れません。ぜひ参考にやってみてください。

「立地」ありきの開業・戦略ではうまくいかない

立地は大変重要ですが、場所ありきの開業や戦略では、戦術が狂います。理念やビジョン、ターゲットとする患者層が根幹にあって、そこから場所を決めていくのが大原則。立地は、他の戦略が決まってから最後に行うべきです。

例えば、小児歯科が強いのにオフィス街を選んで開業してしまえば、おかしいことになります。小児歯科を開業するのであれば、商業圏ではなくそのまわりのベッドタウンや居住エリアを選ぶべきです。オフィス街に小児歯科の強いクリニックがあっても、その強みは発揮されません。

また、自身の理想に叶った物件とそれを借りるだけの資金があるのにも関わらず、ケチってしまって賃料の安い物件を選んでしまうようなケースは、理念やビジョンが定まっていないことが原因です。

「立地」の考え方の基本4つ

ここからは、歯科クリニックの立地を選ぶうえで頭にいれておきたい一般的な知識を4つ解説します。「商圏」「動線」「1階か2階か」「競合」についてです。

ここを最低限おさえたうえで、自分のクリニックの理想の立地を検討していきましょう。

・商圏で考える

商圏とは、その街にどのくらいの患者数が見込めるかです。商圏を見るときには、2つの指標があります。一つがそのエリアの人口数です。小児歯科など地域住民をターゲットにする場合は、重要な指標になります。もう一つは、昼間人口です。そのエリアに通勤、もしくは通学している人の数をみていきます。昼と夜とに集患に大きな差が出るオフィス街や学生街にクリニックを開設する場合には、これが重要な指標です。

・動線で考える

動線とは人々の日常の生活行動線です。人が集中して往来する場所や施設との間に発生します。駅やバスターミナル、空港などは人がたくさん集まりますし、大型商業施設があると、往来する人の流れができます。人の往来のある場所にクリニックを開設すると、人目につきやすく集患がしやすいので、利益を出しやすいというのはひとつの考え方です。地域や都市によっては、国道やバス通りなどに面していることも取り入れるべき動線を見つける視点になります。

・1階と2階のちがいで考える

1階のメリットは集患がしやすいことです。看板などを設置すれば宣伝効果もあり、ブランドイメージを訴求しやすい。1階テナントは出入り口が道路に面して独立していることから、周囲の他のテナントを気にすることなく受付診療時間を設定しやすいのもメリット。デメリットは、メリットが大きい分、それなりの高額な賃料設定であり、看板の設置費用などもあることから、初期費用が高い、また空室が出にくいのも難点です。

2階以上になると、賃料が安く初期費用が抑えられるのはメリットです。デメリットは、集患がしづらく周囲の環境から受付診療時間の規制を受けやすいです。看板は出せても1階テナントの看板のように宣伝効果につながるようなものを出すのは難しく、視認性が低いです。

またクリニックのなかの様子がそとからは見えないので、クチコミやインターネット媒介した集患がメインとなることが予想されます。階層別の集患の違いについて1階を100%とすると、2階は80%、3階以上になると70%以下の割合です。

・競合はあまり気にしない

立地を探すときの競合分析はもちろん大切ですが、実はそれほど気にする必要はないと考えています。

その理由は2つです。1つ目は、たとえ今、競合が周囲にいなかったとしても、その後はどうなるかわからないからです。今埋まっているテナントも、いつ空室になって、そのあとに競合が入ってこないとも限りません。

理由の2つ目は、市場拡大となり患者の受診動機が増えるという考え方もあるからです。例えば、クリニックがたくさん集まっているエリアに行けば、そのうちのどこかのクリニックに行ってみようかな、ということも起こり得ます。印象が強く残るためです。このようなクリニックが密集した地域に開業する場合は、差別化をしっかりとして共存の可能性をはかっていくことが大事になってきます。

SECTION 03

集患～患者から選ばれる理由をつくる

クリニックが選ばれる理由をつくる

あなたのクリニックが患者から選ばれる理由は何ですか。選ばれるクリニックには、それなりに理由があります。その理由を先にクリニック側でつくっておくのです。

マーケティングではお客様を集めることを「集客」といい、本書ではクリニックに患者を集めることを「集患」としていますが、この「集患」でクリニックが選ばれる理由をつくるときの考え方は「どういう人が」「どうなる」「何をする」でつくっていきます。

・ターゲット設定をする（どういう人が）

「どういう人が」というのは、ターゲット層の設定です。ターゲットを設定するには、クリニックに来てほしい理想の患者様は、どういった悩みや欲求を持っているのかを突き詰めて考える必要があります。それには本書でここまで進めてきた開業戦略の過程で描いてきた「理想のクリニック」に立ち戻り、ターゲットとする患者像を棚卸をするところからです。

・**魅力的なベネフィット（どうなる）**

「どういう人が」でターゲット設定ができたら、次の「どうなる」でそのターゲットがに対して、魅力的なベネフィットを定めます。要は「ウチのクリニックで治療すれば、このような状態になれますよ」とあなたのクリニックで治療や施術を受けることで到達できるところの提示です。

・**具体的なサービス・治療方針（何をする）**

つづいて「何をする」で具体的なサービス・治療方針を示します。「理想のクリニック」からの棚卸しするのは、〝自分がやりたいこと〟です。ここで〝自分がやりたいこと〟と、それを必要としている患者との需要と供給のバランスをとることで、クリニックが選ばれる理由がまとまってきます。

選ばれる理由を伝える〜「強み」をアピール

・言葉やデザインで表現し、強みで訴求する

あなたのクリニックが選ばれる理由ができたら、今度はそれを患者に伝える方法を考えていきましょう。「強み」のアピールです。キャッチコピーやレターなどの言葉を、内装や看板、クリニックに関するホームページや広告などにあらゆるデザインでアピールし、患者の目に留めてもらう工夫をしていきます。

・価格で訴求する

価格での訴求も有効です。適正な価格であること。または、リーズナブルな価格である。あるいは、そこそこ高額にはなるけれど、ベネフィットになる到達点が高い自費診療なども訴求点となります。

医療設備のみで差別化するのは危険

最新の医療設備を導入して差別化を図ることも考えられますが、それは危険だと思っています。他のクリニックでも、お金さえかければ同等の設備やそれ以上の設備を入れることだってできるわけですから、一時突出した強みに見えるようでも、マネされればあっという間に標準的な設備になってしまいかねません。

特別なことをするよりも当たり前のことを継続していくことのほうが、実は強みになることもあります。「継続は強み」です。

立地特性を知る

その立地ならではの選ばれる理由づくりもできます。立地の特性を活かした考え方です。特にオフィス街とベッドタウンでは集まってくる患者層も異なるので、その混み合う時間帯もそれぞれ想定できます。

オフィス街で開業する場合は会社員をターゲットにし、出勤前の早朝診療や昼休憩時の昼間診療の開設、また仕事終わりから夜にかけての混み合う時間はスタッフ陣容を厚くするなどをすれば、集患しやすくなる可能性はあります。

ベッドタウンでは、オフィス街のような時間帯での集患は難しいですが、子どもや高齢者を対象にした診療の展開や休日祝日などの診療は集患につながりやすいです。

SECTION 04

ソフト〜期待値を超える医療サービスを提供する

「痛くない治療」は大前提

患者は医療技術について知識がありませんので、技術の良し悪しの差は理解されにくいところです。ただ当然ですが「痛くない治療」はわかります。痛くない治療ができないとそれだけで患者は離れていってしまいます。そのうえで患者に信頼され選ばれ続けるためには「期待値を超える医療サービスをいかに提供するか」です。

ここでは提供する医療サービスを「診療技術」「治療説明」「接遇」の3点に絞って具体的に考えてきましょう。

「診療技術」で期待値を超える

私どもの会計事務所で担当しているクライアントにヒアリングしてみると、セミナーに通って診療技術の技量アップをはかっているところが多数ありました。そこで得た技術を診療に落とし込み、学会で発表するという流れがあるようです。学びと実践、意見交換までできるので、技術として確実に身につきやすい。このような工夫で診療技術をあげ、患者からの期待値をおし上げます。

「治療説明」で期待値を超える

診療説明は、短期的にみると保険点数も少なく、最低限の説明で終わっているクリニックは多くあると思います。しかし、そこで治療説明のためだけに時間を改めてとって実施していくと、患者から信頼をされる結果につながりやすい。実際に私もクリニックで丁寧な治療説明を受けた時に、これまで通っていたクリニックとの差異を感じ、印象がとてもよかったのを覚えています。

「接遇」で期待値を超える

特定のスタッフのみが接遇ができても、患者からの信頼は得られません。「受付はいいけれど歯科衛生士はよくない」のような評判にもつながりますので、クリニックの接遇はチームとして全体で行なっていきましょう。

接遇でクリニックのスタッフの意識の統一するのはなかなか難しく、これができているクリニックは非常に少ないので、できれば大きな差別化が図れます。接客と接遇は非常に近しいところがありますが、接遇は接客にプラスして相手の立場で説明をしたり、コンテンツを提供したりすることを意味します。「ここにくると気持ちいいね」と患者から言われるようなクリニックは当然、集患もうまくいきます。

SECTION 05

予防～メンテナンスに来られる患者の気持ちを大事にする

「予防」は歯科クリニック経営のカギ

治療後のメンテナンスは、今後の歯科クリニック経営のカギといわれるところです。メンテナンスを行うことが患者にとって、いかにメリットがあるかを伝えることが重要であると思っています。本書で紹介している医療法人 おひさま歯科・小児歯科でも、メンテナンスの重要性についての説明は、独立した時間を設けて行なっています。

メンテナンス中に気づく歯科衛生士とのチーム力

メンテナンスを担当する歯科衛生士が、メンテナンス中に患者の口の中の様子の変化に気づけると、クリニック全体のチーム力はアップします。その意味でも歯科衛生士の教育は重要項目です。せっかくメンテナンスに来てもらっても、そのときに気づいてもらえず、痛みや違和感を感じてから来院するようでは、メンテナンスの意義も薄れてしまいます。

引越し先のクリニックを一緒に探してあげよう

患者から引っ越しして通えなくなるという話を聞いたら、その引っ越し先でメンテナンスに通える歯科クリニックを一緒に探してあげると、とても喜ばれます。これまで積み上げてきた患者との信頼関係ややりとりがあって引っ越しの話までになるわけですから、患者は歯科医としてあなたのことをこの先も覚えていてくれるはずです。

そういった行動が巡り巡って、クリニックの経営と精神を豊かなものにしてくれます。その先にクリニックの評判をあげ、クチコミにもつながる道筋がみえてくることでしょう。

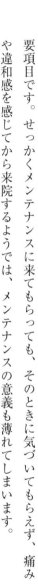

CHAPTER

6

開業を成功させる「採用」

SECTION

01 歯科クリニックにおける「採用」の考え方

歯科業界の現在の人材採用の概況

歯科業界の現在の人材は、成り手が少ないので売り手市場。ですから、こちらで望むような人材が、そう簡単に来てくれるとは到底思えません。お金をかけて採用媒体で募集をだせば新卒や既卒の有資格者たちが勇み足で応募してくるような時代はもう既に終わっています。今では面接に来てもらえた時点で、即採用を決めているようなクリニックも多くあるはずです。

しかしこんな状況下にあっても、1ヶ月で30〜50人以上の人材の応募を、上手に集めているクリニックも実際にはあります。それも開業してまもないクリニックで、さほど差別化できるような給与条件でもないのにです。

このようなクリニックでは、人材募集から採用までの一連の流れがすでにできあがっています。確保したい人材のペルソナ設定もきちんとされていて、それが求人対象となる人たちにまで届き、認知されているのです。言ってしまえば、採用条件に特長のあるクリニックであれば、それを対象になる人たちに知ってもらう努力さえすれば、いい人材は集まってきます。

そもそも差別化のできないようなクリニックにあって、人材を集めたいからと、賞与を高く設定したり週休3日制にしたり、無理して良い採用条件をだそうとしても、結果、それが経営を圧迫することになってしまえば条件の持続はできません。なのでそのような採用の戦略をとるのは避けたほうがいいです。それよりも、自身のクリニックの「強みは何か」を探すところからはじめていくことが望ましい。「ここで働きたい」と選ばれるクリニックでは、それ相応に努力と工夫をしています。

本章では、それらの人材採用に成功しているクリニックを筆者が考察し、現在の歯科クリニックで有効な「採用」の戦略を伝えていきます。

「採用」までのフロー

歯科クリニックで、人材を採用するまでのフローを紹介します。ここでは全体的な流れを簡単に掴んでください。

①ペルソナの設定……理想のスタッフ像を明確にし、どんな人が従業員でいてくれたらいいのか。年齢、性格まで考え、採用基準を設ける

②求人媒体・採用メディアの選択……求人媒体と採用の手法を考える。求人媒体のメリットデメリットも考慮する

③認知の拡大……クリニックで人材募集していることを認知をしてもらうための努力をする。媒体に掲載する情報の精査、求人向パンフの制作、クリニック見学会の開催など

④応募受付・面接・採用……採用基準に基づいた採用活動、適性検査などの実施、面接の質問内容の精査と模範解答の作成など

このあと、順を追ってひとつずつ詳しく伝えていきます。

SECTION 02

ペルソナの設定

理想のスタッフ像を明確にする

採用を進めていくにあたり、まずクリニックに勤務している理想のスタッフ像を明確にしておきます。これは面接の時の採用基準にもつながるものです。具体的な情報をいれて理想の人物像、いわゆるペルソナを定めます。ペルソナを設定するときには、理念や事業計画から考えて、どんな人材が理想なのかを掘り下げていきましょう。

具体的な情報としては、職種（受付、助手、歯科衛生士、ドクター）、年齢・性別（新卒、中年、高齢、または年代）、志望動機（例1：雰囲気がいいので　例2：理念に惹かれました、など）、習慣（読書が好き、映画鑑賞が趣味、早寝早起きなど）です。

直接的に採用に結びつくもの、結びつかないもの、その人のプラスのイメージになるものならないもの、いろいろありますが、これは採用するクリニック側でこんな人がスタッフにいたらいいな、というイメージからの人物像ですので、何でも思いつくものは書き出してください。理想の人物像は、こんな言動やあんな行動をする、などでも構いません。また雰囲気について、柔らかい、詩的な、温かみのある、など、言語化しにくい面もありますが、直感的にどう感じるのかという要素も基準を設けていると採用のときに判断をしやすいです。

「採用」の基準を作る

採用には、採用基準を作りますが、最初から理想の人物像があれば、それが採用基準にもなります。理想のスタッフだったら面接ではどんな回答をするかを想像し、その答えを導き出すような質問内容を面接前に決めておくことがお勧めです。面接時の質問については、後述します。

「採用」はクリニックの未来と応募者の人生を変える

採用される人材によって、クリニックの将来はつくられていきます。それと同時にクリニックは採用するスタッフの人生の一部を背負うことになります。そのため、スタッフが「ここで働きたい」「働き続けたい」「働いてよかった」といってもらえる職場を目指すことがとても重要です。

もしも院長のあなたが、クリニックを大きくすることにばかり注力しているようなら、せっかく集まってくれたスタッフもいずれは離れていきます。スタッフには雇用主としてのこちらの立場を理解してほしいのは山々ではありますが、お互いを主従関係に捉えるというより、人と人とのつながりという意味で尊重し、思いやりを持って接していくことが、結果的にクリニックの未来を決定づけていくといっても言い過ぎではありません。

SECTION
03
求人媒体・採用メディアの選択

多様化する求人媒体と採用手法

「クリニックで働きたい」と思っている人にどのようにして繋がるかですが、いまはその方法もかなり多様化しています。人材紹介会社が運用するメディアからの採用をはじめとして、縁故採用、出身校の先輩後輩からの紹介での採用、求人票を配置した学校・研修施設からの採用などです。

開業を成功させる人材の採用は、理想の人材像として最初にペルソナを設定してから求人媒体や採用方法を選択をしていくことがポイントになってきます。人材に出会うためには、ひとつの媒体や方法にこだわることなく、複数の方法を採択して上手に活用してきましょう。

また求人媒体と採用手法は、有料で活用できるものと無料で活用できるものがあります。開業時に資金が限られている場合には、有料の方法を控えるのも一つの考え方です。お金をかけずに自前でできるのであればそれに越したことはありません。しかし短期間のうちに採用者を決めたいなど時間的に制約がある場合や条件にこだわる場合には有料の方法を選択肢に入れるのが適切だと思います。

求人媒体を利用するメリットとデメリット

ここでは、具体的な求人媒体を紹介していきます。サイトにはそれぞれに特徴があります。ここでも一つのサイトにこだわらず、複数ウェブサイトを利用するのがお勧めです。

次のウェブサイトは、クリニックの人材募集サイトの定番です。

- グッピー（有料）……医療系大手求人サイト。歯科クリニックの全職種についても対応
- ジョブメドレー（有料）……医療系大手求人サイト。歯科クリニックの全職種についても対応
- タウンワーク……専門的な求人サイトではない。受付、医療事務、歯科助手の採用向け

・ハローワーク（無料）……厚生労働省の運営のサイト
・リクナビ……総合職の求人向き。総務経理の採用向け

求人媒体を利用すると、職を探しているペルソナに近い人にクリニックの存在と採用情報を届けられます。これが求人媒体を使うメリットです。その代わり、人材紹介代金や掲載代金を支払わなくてはなりません。紹介料は、およそ年収の10～20％で、他の業界（20～30％）に比べこれでもまだ低く設定されています。これがデメリットになります。

歯科クリニックの人材採用は過当競争が起こっている

過当競争渦にあるドクターや歯科衛生士の採用ですから、ここまでで紹介した手法や媒体を活用して取り組んだとしても、思ったように理想的なスタッフが必ずしも採用できるという保証はどこにもありません。そのくらい厳しい採用の現状があることは認識しておいてください。

このような状況下にあって、採用を成功させるためにまず最初にやるべきことは、競争の

激しいドクターや歯科衛生士の採用にばかりに目を向けるのをやめて、クリニックに必要な全職種に対応する人材の採用に戦略をとることです。具体的には、先ほど紹介した人材紹介サイトなどを活用して、全職種の採用強化を優先し、開業の成功と未来につながる経営の近道をつくっていきます。

補足になりますが、最適な人材がなかなか見つからずに目を向けるのをやめてしまったドクターや歯科衛生士の採用はどうしたらいいのか、という話ですが、このような状況下でのドクター採用の戦略は、出身校の先輩や後輩に声を掛けてみるところからやってみてください。また歯科衛生士の採用の戦略としては、以前の勤務

グッピー（https://www.guppy.jp/）

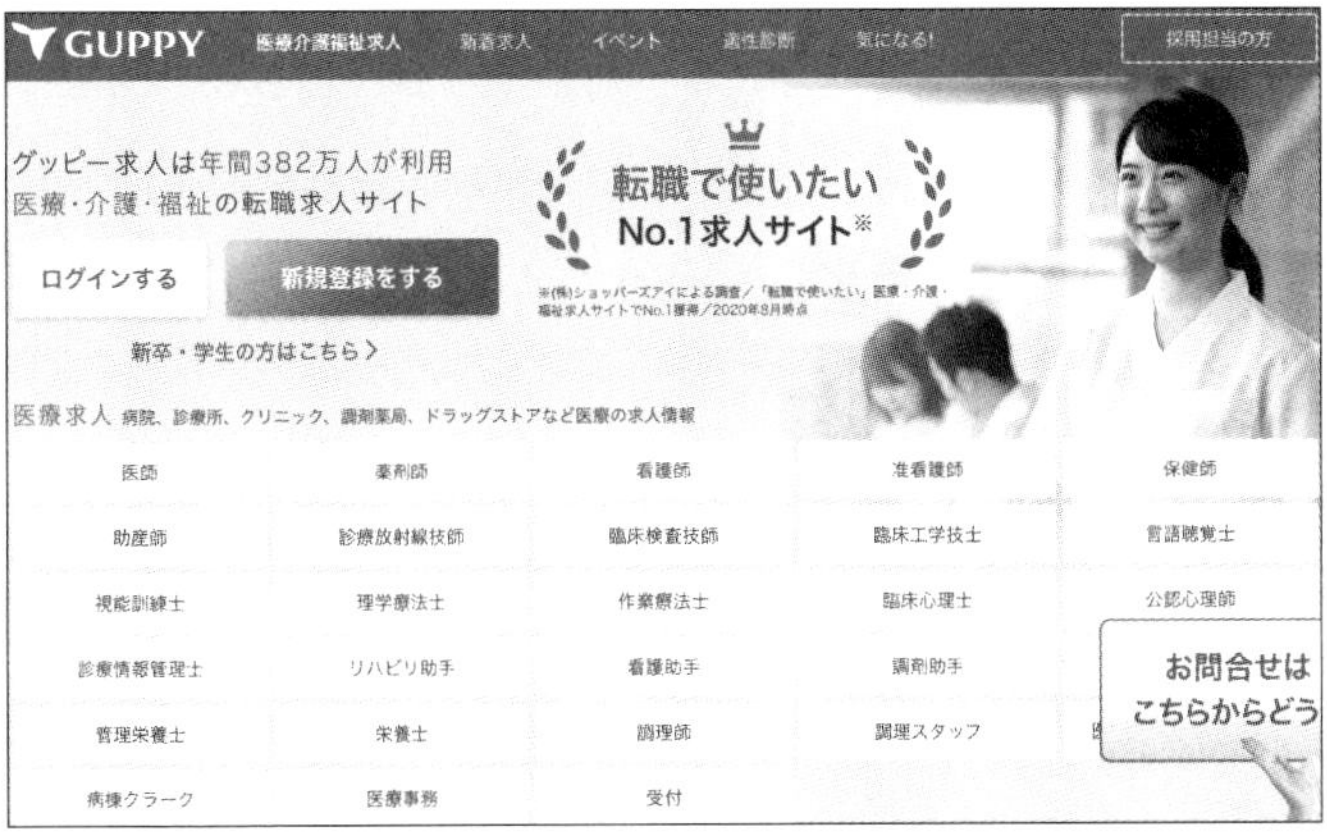

先にいる歯科衛生士にクリニックをオープンして歯科衛生士を探している旨を伝えて求職中の知り合いはいないか聞いてみるなど、つながりの見えるところにクリニック開業と採用の認知を広げていくのがお勧めです。

SECTION

04 認知の拡大

求職者の応募につなげるためにできること

たくさんのクリニックの中からあなたの開業するクリニックを選び採用に応募してもらうには、認知の拡大が大事です。何か特別なことをやるというよりも、あらゆる手段を講じて、視覚に訴える採用情報を提供をしていくことにほかなりません。認知を広げて確実な採用につなげるには、考えられること思いつくことは全て行なっていきましょう。

ここでは、具体的な例を二つ紹介しておきます。

①ウェブ上につくる求人ページと求職者向けのリーフレットの制作

まずは求職者向けのウェブページの制作です。開業する時にクリニックのホームページを作ると思うのですが、その一部分に求職者向けのページを制作して、クリニックの理念や募集職種を掲載してください。開業後は人材紹介サイトを活用するよりも自院で運営するサイトで求人募集をおこなうことがお勧めです。お金をかければ、検索順位をあげるＳＥＯ対策もしてもらえます。

話が前後するようですが、もしもクリニックのホームページの制作を考えていないのであれば、ここはぜひ取り組んで自社メディアを持つようにしていきましょう。いまは多くの人が、インターネットで検索をクリニックの存在を確認し、提供しているサービス、アクセス方法、診療時間などを確認しにくるものです。ホームページの制作予算の目安はだいたい50万円～１００万円くらいで、自分で随時更新ができるものをつくってください。自分で更新できるのがよい理由は、時の経過とともに方針が変わったり、採用条件にも変化が出たりしても、そのたびにいちいち業者に依頼することなくお金をかけずに自分できるからです。とても使い勝手が良いものになります。

あわせて、求職者向けのリーフレットの作成もしていきましょう。求職者がクリニックを見学に来てくれたときにも手渡しできます。手にとって見てもらえると、職場の雰囲気も伝わり、応募につながるかもしれません。

②人材紹介会社サイトで「スカウト」する

人材紹介会社の運営する求人媒体では「スカウト」というシステムを導入しているところがあります。これを活用して自分のクリニックの採用条件を提示し、オファーをだします。そもそも人材紹介会社では、求職者の情報を個々に集めていますので、あなたのクリニックの採用条件にあった求職者もすでに把握しているはずです。求人媒体のサイト利用料金とは別料金がかかりますが、条件の合う求職者とのマッチングのできる「スカウト」を利用するのも一つの方法になります。

採用しても離職してしまう理由とは

求職者側と採用する側でそれぞれによくあるのが「こんなはずではなかった」です。応募する側はギャップに気が付かずに採用されてしまうと、働き始めてから「思っていた職場とはちがう」ということがおこり離職につながってしまいますし、採用するこちら側も採用してしまった後に「思っていた人物像とは違っていた」ということになれば、そこで採用取りやめるわけにもいきません。

このギャップを埋めるためにできるのは、応募者の面接の前に開催する「クリニック見学」です。当事務所クライアントの「おひさま歯科・小児歯科」でも、求人に応募があったらまずは電話をして応募者に見学してもらうように勧めています。興味を持ってもらった段階で、職場の様子を見てもらえると、その応募者の持っている勝手な思い込みやイメージと現実をすり合わせてもらうことができるからです。

「こんなはずではなかった」という例には次のようなものがあります。

- 求人媒体で見たクリニック内の写真から広いクリニックだというイメージを持っていたのに、実際に見てみたら想像よりも狭かった
- 訪問診療をやりたいと思って歯科衛生士の募集に応募したのに、すでに訪問診療担当者がいるためにすぐには担当できなかった。「初年度は研修という形での勤務してもらえたら、2年目からは担当として交代できるかもしれない」という不確定な状況だった
- 応募者を募りたくて採用条件をよく出してしまった結果、給料や賞与の額、勤務時間、シフト、休日の条件などが提示していたものと実際は異なっていた

などです。

面接前に実情が分かれば応募を取り消す人もいるでしょうし、それでも実際にここで働きたいと思った人は、そのまま応募して面接につながる可能性もあります。また、採用する側であるわれわれも、応募者を募りたいがためにあらかじめ用意できる採用条件よりもよくみせてしまうと1年以内の早期離職となるケースは多いですから、そこは飾らずに実情を伝えてみて、それで集まってきた人の中から採用を決めたほうが、結果的にはロスがありませんしコストもかかりません。

SECTION

05

応募受付・面接・採用

ごく少ない歯科衛生士の応募者の採用も採用基準を厳守する

歯科衛生士はただでさえ不足しているので、応募が来たらすぐに採用を決めてしまいたくなりますが、自分で作った採用基準は遵守してください。自分のクリニックの採用基準ではない人を採用して、雰囲気が乱れ、クリニックの持ち味を損ねたことがあるという話も聞きます。このようなこともありますので、他の職種と同様に採用基準のとおりに行なっていくのが望ましいです。

客観的に採用基準を満たしているかを判断する適性検査「SPI3」とは

とはいえ、私たちも人間です。実際に面接を担当すると、どうしても個人的な感情が入るケースも否めません。そこで紹介したいのが、その応募者がクリニックにとって適切な人材かどうかを調べるツール適性検査「SPI3」です。

適性検査「SPI3」は、応募者の適正を検査するのに有用なツールで、仕事に対してどのようなマインドを持っているかやその人の性格までこの検査を実施するとわかります。面接だけでは確認しにくい「基本的な資質」がわかるのです。株式会社リクルートの40年以上の実績から、蓄積したデータをもとに、様々な角度から応募者の〝人となり〟を知ることができます。多くの企業の採用場面でも使われている信頼と実績がある適性検査です。

面接前にこの検査をしてもらえれば応募者のある程度の資質なり性格なりを把握できます。そのうえで面接に臨むことができれば、面接の精度が上がります。この検査をもとにして面接を行い、自身で決めた採用基準に沿って採用、不採用を決定してください。

オンラインでの受検になります。応募者は自身の都合の良い時間に受検することが可能で、費用は一人につき4千円（税抜）ほどです。

適性検査「SPI3」は次のような場面で役立ちます。

例えば「協調性のない人は絶対に採用しない」という採用基準があり、応募者がこの適性検査をして、協調性が低く自発的に行動する傾向が強い人であることがわかったとします。となれば、採用基準により振り落とすべき人物であることは判断できます。面接の前にあらかじめそれがわかっていれば、そういった自発的に行動をする人を協調性の強い人の集団に仮に一人だけ入れた場合、どのようなリスクがあり、どのようなベネフィットがあるのかを勘案することが可能です。そこをふまえて一歩踏み込んだ面接を実施できるというわけです。

理想のクリニック運営は「採用」で決まる

このようにマストな採用基準に外れた人材を無条件で落としたり、仮に採用してその後のリスクを予測できたりするのは、人材採用の非常に重要なポイントになります。

例えば仕事がとてもできるうえに患者とのコミュニケーションが抜群な歯科衛生士は、こちらとしても欲しい人材に違いありません。しかし自発的であるがゆえに協調性がなく、従順性に乏しいとなれば、こちらの指示に従えないなどの可能性もありますし、スタッフとの折り合いが難しそうだということも考えられます。採用か不採用かの決め手は、この適性検査になります。

ただこのような採用基準があっても、自発的に動いてくれる人、独立心が強い人が欲しいのであれば、その適性検査をもとに面接をおこない、採用なのか不採用なのかを判断することが可能です。また、就業環境のバランスをとる意味で、クラスター分類（集団）のバランスで採用を決めることもできます。Aという性格をもつクラスターを大きくして、それとは違ったBという性格を持つクラスターをそれよりも小さくすれば、クリニック内のスタッフのバランスのとれた環境を作っていくことも可能です。

このように単に「採用」といっても、何を重視するかは結局のところ院長次第になります。なので第1章「開業するだけではうまくはいかない」で伝えたように、開業にあたってはクリニックの理念をつくり、自身の理想のクリニックはどのようなものなのか、を明確にしておくことが大切です。

面接は一般的な質問とペルソナの模範解答を基準にする

面接の質問内容は一般的なもので十分です。特段、奇をてらうような質問をする必要はありません。

まずは履歴書に基づいた質問をしていきます。志望動機は必ず聞くとして、その動機に矛盾はないか、履歴書と発言に異なる箇所はないか、面接を担当するその応募者になりきって考えてみます。例えば、こちらで提示している採用条件は正社員の募集なのに、これまでアルバイトの職務経験しかない人が応募してきたとします。ここで聞くべきは、なぜ今まで非正規雇用（アルバイト）で仕事をしてきたのかです。

履歴書に基づいた通常の面接を終えたら、次はクリニックに合うかどうかの質問をしていきます。ここで大切なのは、目の前に座っている求人応募者が、こちらで採用したい人材のペルソナ設定であると仮定することです。そのペルソナにはどのような回答をしてほしいか、という想定をして、あらかじめ質問を作っておきます。

例えば、欲しい人材のペルソナの設定が次のような履歴だった場合で考えてみましょう。

「歯科衛生士、女性、21歳、新卒Z世代、一人暮らしをしたいために上京する予定。接客業のアルバイトをしていたときに、職場の人間関係が悪く居心地が良くなかったため、職場の雰囲気がよいところを最優先事項として就職活動をしている」

このペルソナに質問したら、どんな答えが返ってくるのが好ましいか、模範解答を考えます。

職場の人間関係に悩み転職活動をしているのが履歴書からわかるので、最初の質問は「職場を選ぶ上で大切にしているところはなんですか」としましょう。それに対して用意した模範解答がその人の答えと合致しているかをみていきます。この質問に対して用意していた模範解答は「職場の雰囲気がいいところ」ですので、別の答えが返ってきたときには、その模範解答とすり合わせて矛盾する箇所を人材採用の可否判断の参考にしてください。

二つ目の質問には「今までの経験をどう職場に活かしたいですか」と聞きます。模範解答は「患者様対応です。接客業のアルバイトをしてきたのは、将来、歯科衛生士として患者様の対応に役立つと思ったからです」となります。もちろん模範解答通りの答えなどは、ほとんど返ってきませんが、模範解答という基準があれば、その回答に近いものがでてくるかどうかで判断が可能です。基準がなければ、採用したときにその矛盾がプラスに働くのかマイナスに働くのかの判断はできません。なのである程度はこのような質問と模範回答を準備しておきます。こうすると意味のない質問もすることがなくなり、時間のロスもなくなります。応募してきた人の意図もきちんと把握できるのでお勧めです。

SECTION
06 採用活動のスケジュール

採用活動は開業半年前から開始する

採用活動は、開業の半年前には準備をしておくのが理想です。そこから採用活動をすすめて募集から面接まで終え、開業3ヶ月前には内定をだすようにします。

一般的なクリニック開業時の採用活動のスケジュールからすれば早めの印象があるかもしれませんが、ここまで伝えてきたように、具体的な採用活動を進めていく過程では、採用基準やペルソナ設定などを決めていくのに時間もかかります。そこから採用媒体に手を打って、縁故者に声がけをするなどしていると、このくらいのスピード感のあるスケジュールでちょうどいい感覚です。

内定者には、開業日の1.5ヶ月前~1ヶ月前には勤務開始になる旨、伝えておきましょう。開業前の勤務期間はスタッフのトレーニング時間にあて、接遇や臨床における研修をしていきます。これも時間がかかるものですので、しっかりと時間を確保してスタッフ教育はおこなってください。開業からのスタートダッシュにつながります。

また場合によっては、内定者がいまの勤務先にギリギリまで在籍して開業日に初出勤などのケースもありますが、バタバタしますし煩雑になりますので、できるだけそのようなことのないように伝えていきましょう。

開業した以降も採用活動は継続する

開業時にせっかく揃ったスタッフも、おおよそ3年以内には入れ替わっていくようなことはよくあります。開業は一生に一度くらいの一大イベントですし、そのときに揃ったスタッフは非常に思い入れが強く、ずっと一緒にいてくれるような錯覚に陥りますが、辞めていく理由は、先ほども伝えたように「こんなはずではなかった」というギャップに悩んでという人もいるでしょうし、結婚や出産、転居などのケースもあり、さまざまです。

大変な開業時期をクリニックのために献身的に尽くしてくれたスタッフを見送るたびに、心に傷を負ってしまえば、クリニック経営も不安定になります。ここで院長の大切な心構えとしては「スタッフはいつ辞めてもおかしくない」と思いつつ、つぎの採用を視野に入れておくことです。スタッフがやめても慌てることのないように、採用活動は継続的におこなうことが、クリニックのためでありスタッフのためでもあります。

以上が、筆者が伝えられる歯科クリニック開業を成功させる開業戦略の考え方の全容です。

おわりに

クリニックの開業には十分な準備期間を確保し、理念に基づいた開業戦略を立てて開業日を目指していきますが、ゴールは開業ではありません。開業後のこれからが本番であり、この先、永遠に続くクリニック経営のスタートです。

開業前は患者が集まらないことが気掛かりですが、開業後に患者数が安定してくると今度はスタッフ数の不足で悩むことになります。最初の一年は患者数も少ないだろうと想定してスタッフの採用数を決めたのに、実際に開業してみると、思いのほか患者が集まってきてしまって対応できなくなる、というようなこともあり得るのです。

このように開業前と開業から半年くらいまでは、クリニック経営の悩みや問題の質が変化していきます。当然ですが、これに対応するのは開業した本人である院長自身です。それぞれの力量や価値観にもよりますが、理想のクリニックにより近づけるために良い方法はないか、と悩みながら、その後も経営を進めていくことになります。

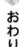

開業しても、想定していた患者数に到達しない状況などはあまり考えたくない話ですが、そういった場合のほとんどが、クリニック存在の認知がまだまだ浸透していないことが原因です。クリニックを開業したこと自体を知られていなかったり、理念や特徴、提供できる治療メニューはどんなものがあるのかなどを知られていなかったりしている状況では、必要として探してくれている患者さえも集まってはきません。このような状況になっているときには、慌てることなくクリニックの持ち味や強みを確認し、それをより理想のクリニック像に近づけられるように磨いていくことがクリニック経営の成功への近道です。

実際に開業して患者が来てくれずに収支が思うようにいかない状況にあると、さまざまな情報に惑わされるばかりで、いろいろなことに手を出したくなりますが、得意な分野に力を入れて業績をあげていく道を考えるほうが早く結果は出ます。

当事務所のクライアントにも開業後にそのような状況に陥ったクリニックがありますが、その後、それをきっかけに持ち味や強みを強化して業績をあげていきました。開業後に思ったように収支がでないので悩んでいましたが「クリニックの強みは何か」と今一度、模索をしていったところ、自分のできる範囲の歯科矯正メニューを自費診療に加えることにしました。

入れ歯に関しての治療が得意でしたので、その治療メニューに関してリスクを許容できる矯正の規模であることから提供をはじめたところ、その治療を必要としていた患者が集まりだしました。治療して喜んでもらえて、かつ医業収入も増収です。

事業は、リスクとリターンのバランスがものを言います。そのバランスを上手に取りながら経営はおこなっていくことが大切です。

「開業戦略」として立てたプランは、開業から1年を終えたころには、実際にはどのくらい計画通りにできているのでしょうか。振り返ってもらえると、できているところ、できていないところ、もしくはでき過ぎてしまったところもあることがわかります。改善箇所や課題点、予測できなかった点、予防的な未然の策はなかったのか、などを確認したら、次年度の計画に落とし込んでください。あわせて、5年、10年の大きな流れを改めて俯瞰してみると、「やっぱり自分はこちらの方向で行こう」というような大きな変化をしていこうと決断する場合もあるかもしれません。それはそれで、自身の中で内省して受け入れて、その後もしっかりと計画を立てて経営を進めていってください。

自身の思考に変化がうまれると、スタッフや周囲の協力者への関わり方にも変化が生じます。これを毎年繰り返していくと、最初に立案した「開業戦略」が確実に自身のものとなり「経営戦略」となって育っていきます。

ちなみに本書で伝えてきた「開業戦略」は、開業後にもそのままシフトして活用することが可能です。ここで立案した「開業戦略」に「スタッフのチームビルディング」「採用者の育成」「クリニックのさまざまなシステムを強化」を加えれば、その後のクリニックの「経営戦略」として十分に機能します。開業前に考えた理念は変わりませんし、事業計画も資金計画もそのまま使えます。ぜひ、実践していって欲しいと思います。

二〇二三年四月吉日
沢田　慎次郎

当事務所のクライアントの医療法人「おひさま歯科・小児歯科」では、医科歯科経営者向けに「医科歯科経営塾」を2023年より開設します。大学在学中、医院勤務医中では教えてもらえない実務に即した「超実践の経営」を学ぶチャンスです。特にキャッシュフローや経営戦略を伝える場として必要な人に提供していきます。対象は、原則、医師、歯科医師です。（開業医、勤務医問わず）くわしくは、つぎのＱＲコードから詳細をご確認ください。

著者紹介
沢田 慎次郎（さわだ しんじろう）
公認会計士・税理士

1985年生まれ。「税務」「財務」「コーチング」を得意とする公認会計士・税理士。会計事務所で中小企業の税務支援に7年従事した後に2018年独立。

モットーは「経営者のお金と時間が増えるお手伝い」をすること。経営者に対して、経営の資金繰りの理解や気づきを与えるサービス提供をした結果、顧問先の50%を医療・福祉系が占める。

ブログにおいては運動・健康・お金・税金・考え方等様々なテーマを扱い情報発信している。

・ブログ　https://sawadax-cpa.com/
・HP　https://sawadax-cpa.com/homepage/

成功する歯科クリニック開業マニュアル
「医療」と「医業」の両立を実現させる方法

2023年5月26日　初版第一刷発行

著　者　沢田 慎次郎
発行者　宮下 晴樹
発　行　つた書房株式会社
〒101-0025　東京都千代田区神田佐久間町3-21-5　ヒガシカンダビル3F
TEL. 03（6868）4254
発　売　株式会社三省堂書店/創英社
〒101-0051　東京都千代田区神田神保町1-1
TEL. 03（3291）2295
印刷／製本　株式会社丸井工文社

ISBN978-4-905084-67-9